MY SHREDDED LIFESTYLE

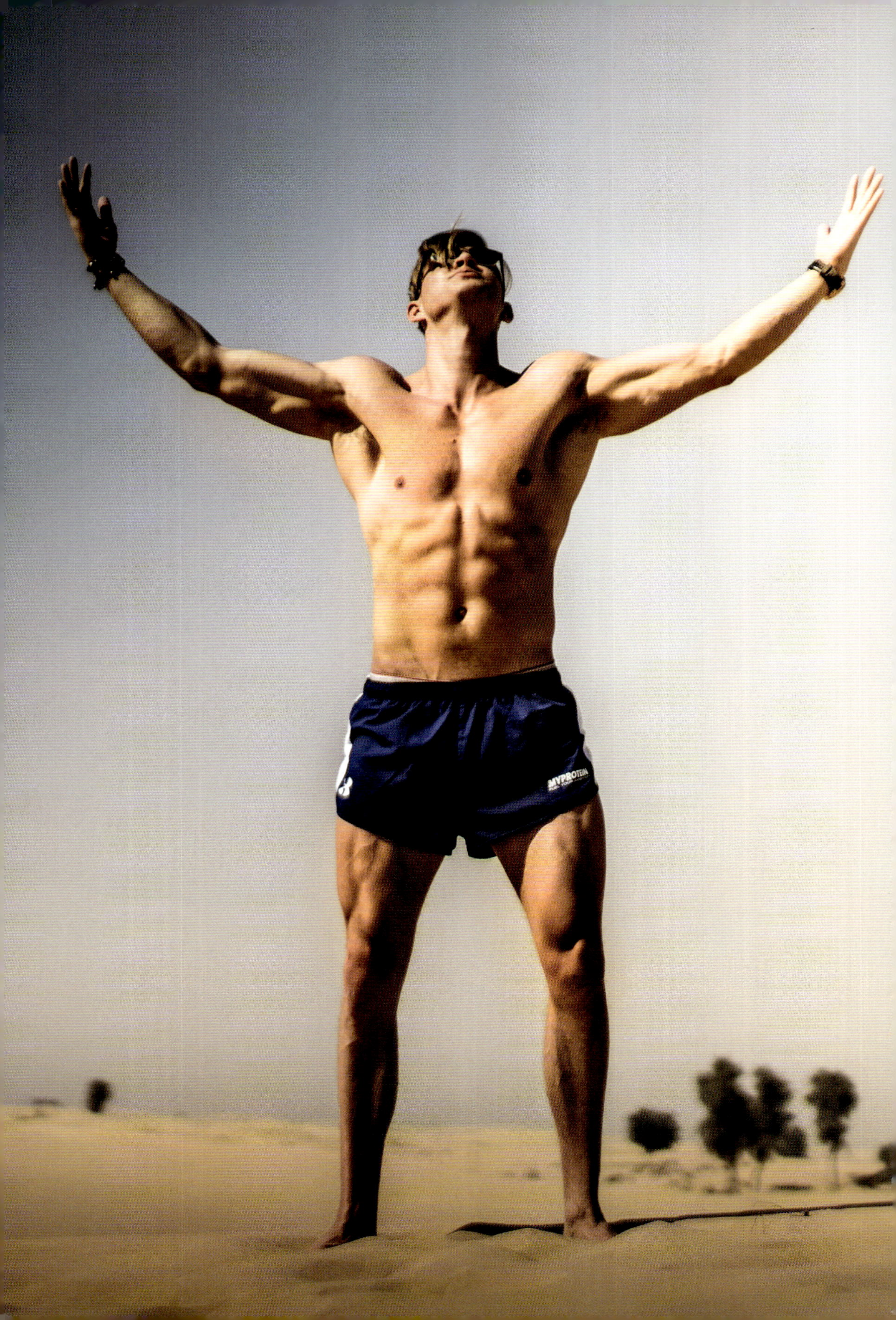
MYPROTEIN

MY SHREDDED LIFESTYLE

Merijn Schoeber

www.myshreddedlifestyle.com

@myshreddedlifestyle

/myshreddedlifestyle

Deel jouw resultaten via social media met #MYSL

Uitgever: 365Publisherz
Auteurs: Merijn Schoeber, Sander Roex en Rowan van der Voort
Eindredactie: Tina Gosravani
Vormgeving: Sander Roex
Foto's: Nabil El Hamdaoui, Sander Roex, Jeroen de Beer (coverfoto), Marit Masselink (model)
Druk: Pumbo
Eerste druk: juni 2017

www.myshreddedlifestyle.com

ISBN: 978-94-92745-00-2
NUR: 443

INHOUD

INLEIDING

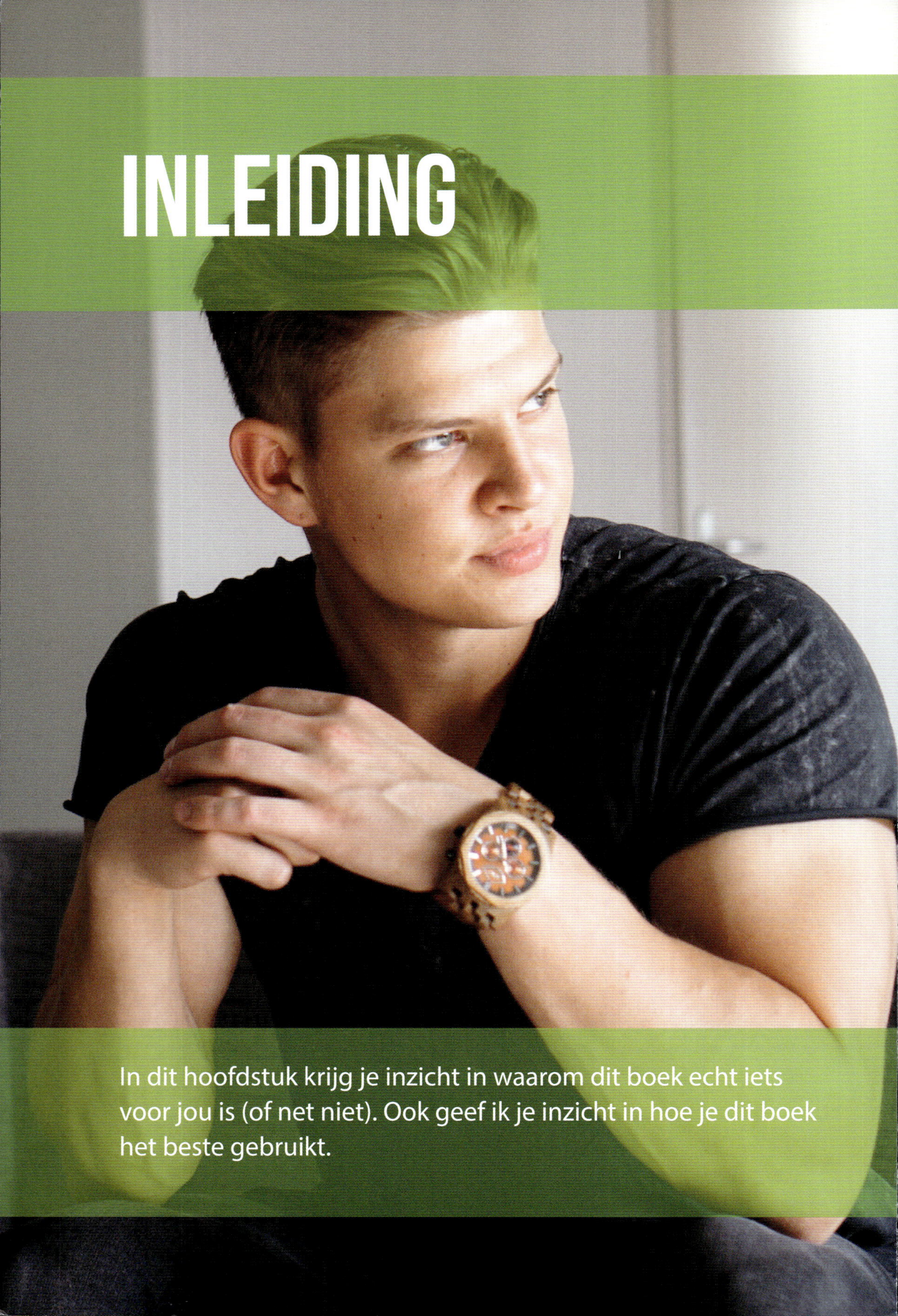

In dit hoofdstuk krijg je inzicht in waarom dit boek echt iets voor jou is (of net niet). Ook geef ik je inzicht in hoe je dit boek het beste gebruikt.

IS DIT BOEK IETS VOOR JOU?

Beste lezer, waarschijnlijk ken je mij al van mijn eigen YouTubekanaal of mijn website Student Aesthetics. Hoogstwaarschijnlijk zal ik jou nog niet kennen. Daarom heb ik enkele punten genoteerd, waarmee ik denk jou voor een gedeelte te kunnen beschrijven:

- Je bent momenteel op zoek naar een manier om je ideale lichaam te krijgen, maar je weet nog niet goed hoe je dit moet bereiken.
- Je bent al enkele jaren aan het sporten, maar het lukt je niet om echt shredded te worden.
- Je hebt een hoge spiermassa, maar nog steeds lukt het je niet om je buikspieren ('sixpack') zichtbaar te krijgen.
- Je hebt momenteel een te hoog vetpercentage en je zoekt een manier om dit verlagen.
- Je hebt momenteel een levens- en/of voedingsstijl waar je niet tevreden mee bent.
- Je verliest momenteel wel vet, maar het lukt je niet om je doelen te behalen.
- Je hebt al meerdere diëten gevolgd, maar het lukt je niet om deze voor een lange termijn vol te houden
- Je wil graag aan je gezondheid werken, maar je weet niet waar je moet beginnen.
- Je hebt een druk leven en je kunt je moeilijk houden aan een gezonde voeding.
- Je bent fitness- of sportinstructeur en je wil jouw klanten helpen bij een betere levensstijl.

Dit boek is niet voor jou geschikt wanneer je:

- Niet bereid bent om je huidige levensstijl te veranderen.
- Van mening bent dat het bereiken van een droomlichaam eenvoudig is.
- Denkt dat je na het lezen van dit boek elke week 10 kilogram vet kunt verliezen.
- Niet bereid bent om nieuwe dingen bij te leren.
- Geen vertrouwen hebt in de wetenschap.
- Alleen gelooft wat er in de media wordt verteld.
- Niet gezond wil leven.

WAAR GAAT DIT BOEK WEL EN NIET OVER?

Een lifestyle (levensstijl) is simpelweg een bepaalde manier van leven. In dit boek vertel ik je hoe ik in de afgelopen jaren mijn manier van leven heb veranderd en hoe ik hiermee een gezonde en sportieve levensstijl heb weten op te bouwen.

Als je de titel leest, denk je waarschijnlijk dat je in dit boek alleen leest hoe je shredded kunt worden en eventueel shredded kunt blijven. Geen paniek, want dit is niet zo! In dit boek leer ik je veel meer. Ik ga je niet leren wat jij iedere minuut van de dag wel en niet moet doen. Het gaat uiteindelijk om het totaalplaatje. Ik leer je daarom hoe jij je huidige levensstijl kan aanpassen om zo gezond te blijven, maar ook hoe jij een mooi lichaam kunt krijgen en zelfs hoe je je levensverwachting kunt verhogen. De focus van dit boek ligt op het aanpassen van je voedingspatroon en je mindset, dit allemaal gebaseerd op wetenschap en persoonlijke ervaringen.

De fout die veel mensen maken, is dat zij vaak starten aan een geheel nieuwe levensstijl, maar hier niet het uithoudingsvermogen voor hebben. De meest bekende term van een levensstijl die mensen niet lang vol kunnen houden, is 'diëten'. Veel mensen starten vaak aan een bepaald dieet en zien hier op korte termijn wel resultaten mee, maar deze resultaten zijn vaak maar van korte duur. Dit komt doordat dergelijke diëten niet op de lange termijn vol te houden zijn, omdat deze tegen de natuur ingaan of te veel restricties hebben. Met My Shredded Lifestyle help ik je om ook op de lange termijn resultaat te behalen en te behouden. In dit boek zijn meerdere methoden uitgelegd, waarmee jij je eigen My Shredded Lifestyle kunt ontwikkelen en gegarandeerd resultaat kunt behalen. Een bijkomend voordeel is dat alles gebaseerd is op de wetenschap en ervaringen uit de praktijk.

HOE GEBRUIK JE DIT BOEK?

Voor je ligt het My Shredded Lifestyle boek. De titel korten wij regelmatig af als MYSL. Dit boek is niet zomaar een boek. Het is een boek waar je concreet iets mee kunt. Er zijn al veel mensen die de levensstijl, zoals beschreven in dit boek, toepassen en daarnaast ook de hashtag #MYSL gebruiken op sociale media. Bij dit boek zijn er handige extra's gekoppeld, zoals:

- Een eigen website met veel handige tools.
- Een mogelijkheid om je eigen account aan te maken op de website en toegang te krijgen tot veel bonusmateriaal.
- Een aanbod van veel up-to-date content op de website.
- Een eigen (besloten) Facebookgroep, waar je met anderen kunt discussiëren over #MYSL.

- Bij sommige hoofdstukken zijn er My Shredded Lifestyle opdrachten, die helpen om de levensstijl op jouw leven en lichaam toe te passen.
- Een compleet stappenplan om zelf een shredded lichaam te krijgen.
- De mogelijkheid om je passie voor deze levensstijl te delen en hier ook nog geld mee te verdienen (via de website van dit boek).

In sommige hoofdstukken staan opdrachten. Ik adviseer je om deze uit te voeren om een zo goed mogelijk resultaat te behalen. Door deze opdrachten daadwerkelijk uit te voeren, kun je de theorie uit dit boek vertalen naar de praktijk. Alles in dit boek is zo geschreven, dat deze levensstijl ook op de lange termijn is vol te houden.

Alle hoofdstukken in dit boek kunnen ook los van elkaar worden gelezen. Heb jij een goede basis over voeding, dan kan ik mij voorstellen dat je hoofdstuk 1 (de basisprincipes van diëten) niet meer hoeft te lezen. Je bent hier daarom vrij in en ik verplicht je tot niets. Dit boek is geschreven voor iedereen met een interesse voor een gezonde levensstijl. Van man tot vrouw en van startende tot ervaren sporter.

Zelf heb ik ervaren dat motivatie en kennis delen met andere 'soortgenoten' mij enorm helpt bij het behalen van mijn successen en resultaten. Daarom is de hashtag #MYSL in het leven geroepen. Met deze hashtag kun je via sociale media jouw foto's delen met anderen. Hiermee kun je ook anderen motiveren of inspireren. Ook kun je deze hashtag gebruiken bij het stellen van vragen. Door een grote My Shredded Lifestyle community op te bouwen, kunnen we met het delen van elkaars verhalen en kennis, elkaar helpen, motiveren en inspireren. Daarom nodig ik je uit om alles van deze levensstijl te delen met de community door gebruik te maken van de hashtag #MYSL.

#MYSL

INTRODUCTIE

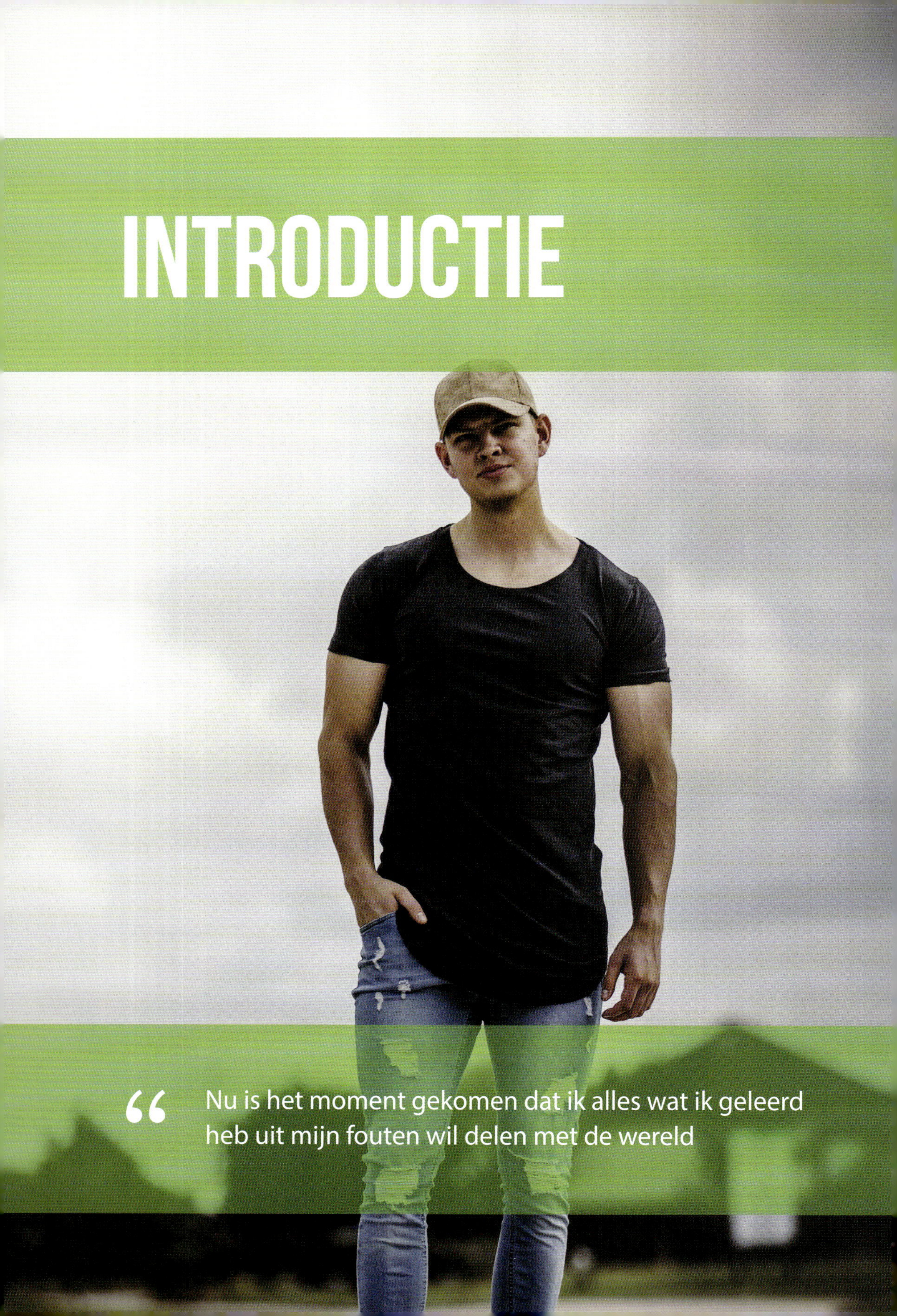

“ Nu is het moment gekomen dat ik alles wat ik geleerd heb uit mijn fouten wil delen met de wereld

WAAROM HEB IK DIT BOEK GESCHREVEN?

De reden dat ik dit boek heb geschreven, is omdat ik volledig achter deze 'lifestyle' sta. Ik zie het eigenlijk ook niet als een methode of een 'tool', maar echt als een levensstijl. Toen ik net begon met fitnessen had ik veel moeite om resultaat te behalen. Ten eerste had ik onvoldoende kennis over training en voeding. Magazines, personal trainers, sportgoeroes; iedereen had een andere aanpak en iedereen had een andere mening. Dit zorgde ervoor dat ik niet meer wist wat ik wel en niet moest geloven. Ik kon op een gegeven moment door de bomen het bos niet meer zien. In de afgelopen 6 jaar heb ik zowat iedere aanpak en methode uitgeprobeerd. Dit heeft mij veel tijd en moeite gekost, maar ik zie dit niet als verspilde tijd. Kijkende naar de behaalde resultaten, is een groot deel van de tijd 'verspilde tijd' geweest, maar als je kijkt naar de leermomenten uit deze fouten, dan kun je stellen dat de tijd niet verspild is. Alles wat ik van deze fouten heb geleerd, draagt bij aan waar ik nu sta. Nu is het moment gekomen dat ik alles dat ik geleerd heb uit deze fouten wil delen met de wereld. Ik wil zo veel mogelijk mensen helpen om deze fase van vallen en opstaan te vermijden. Het is namelijk erg frustrerend als jij je best doet in de sportschool en een dieet aanhoudt, maar vervolgens geen resultaten ziet of niet de resultaten ziet waar je op hoopte.

My Shredded Lifestyle is een levenswijze die ik in de afgelopen jaren in kleine stapjes heb ontdekt en verder heb geoptimaliseerd. Ik kan nu met volle trots zeggen dat dit niet alleen de meest effectieve aanpak van afvallen en spieren behouden/opbouwen is, maar ook de meest fijne manier is. Je hoeft niet elk aspect van je leven aan de kant te zetten om deze levensstijl te kunnen volgen. Je kunt zorgen dat trainen en diëten hier een deel van worden, zonder jezelf in de stress te jagen wanneer je bijvoorbeeld eens een keer gaat uiteten met vrienden of familie.

Voor mij begon het allemaal met een 'hardcore lifestyle' waarin ik erg strikt was. Ik at zes keer per dag droge kip met rijst, ik ging elke dag naar de sportschool en ik dronk geen alcohol meer. Als ik naar een feestje ging, nam ik mijn eigen bakje eten mee. Het gekke? Ik behaalde minder resultaat, dan dat ik nu heb. De reden hiervoor is dat ik vaak 'off track' ging. Als ik één hap van iets zoets nam, werd het een complete vreetbui en verloor ik de controle over mijzelf. Daarnaast zat ik mentaal gewoon niet meer lekker in mijn vel. Ik probeerde elke sociale activiteit te vermijden, omdat dit mijn dieet ging 'verpesten'. Als ik een keer genoodzaakt was om te gaan uiteten, kreeg ik direct last van stress. Dit gaf mij het gevoel dat ik een hele week voor niets had getraind en op mijn voeding had gelet. Deze negatieve energie is niet goed voor je lichaam en je zult hierdoor ook daadwerkelijk minder snel herstellen. Daarnaast is het ook geen fijne manier van leven. In ieder geval niet voor de lange termijn.

Ik besefte dat het opbouwen van spieren en het verliezen van vet een langzaam proces is. Mijn droomlichaam krijgen zou jaren gaan duren. Toen realiseerde ik mij dat ik een nieuwe aanpak moest vinden. Een aanpak die ik voor de rest van mijn leven in de praktijk zou kunnen volhouden. Deze aanpak is uitgegroeid tot My Shredded Lifestyle. Dit is letterlijk mijn levensstijl die ik de afgelopen jaren heb ontwikkeld en nu nog steeds toepas. Deze levensstijl heeft er bij mij voor gezorgd dat het afvallen veel eenvoudiger gaat en ik mijn droomlichaam heb weten te krijgen, maar ook mijn droomlichaam kan behouden.

Ik hoop dat jij dezelfde resultaten en bevindingen zult hebben als mij. Ik kan garanderen dat als je My Shredded Lifestyle uitprobeert en alle stappen volgt, je vet zult verliezen en jouw droomlichaam kunt bereiken. Velen zijn je voorgegaan en ik kan met trots zeggen dat honderden, of zelfs duizenden mensen geweldige resultaten hebben behaald door deze levensstijl te hanteren.

1 BASISPRINCIPES VAN DIËTEN

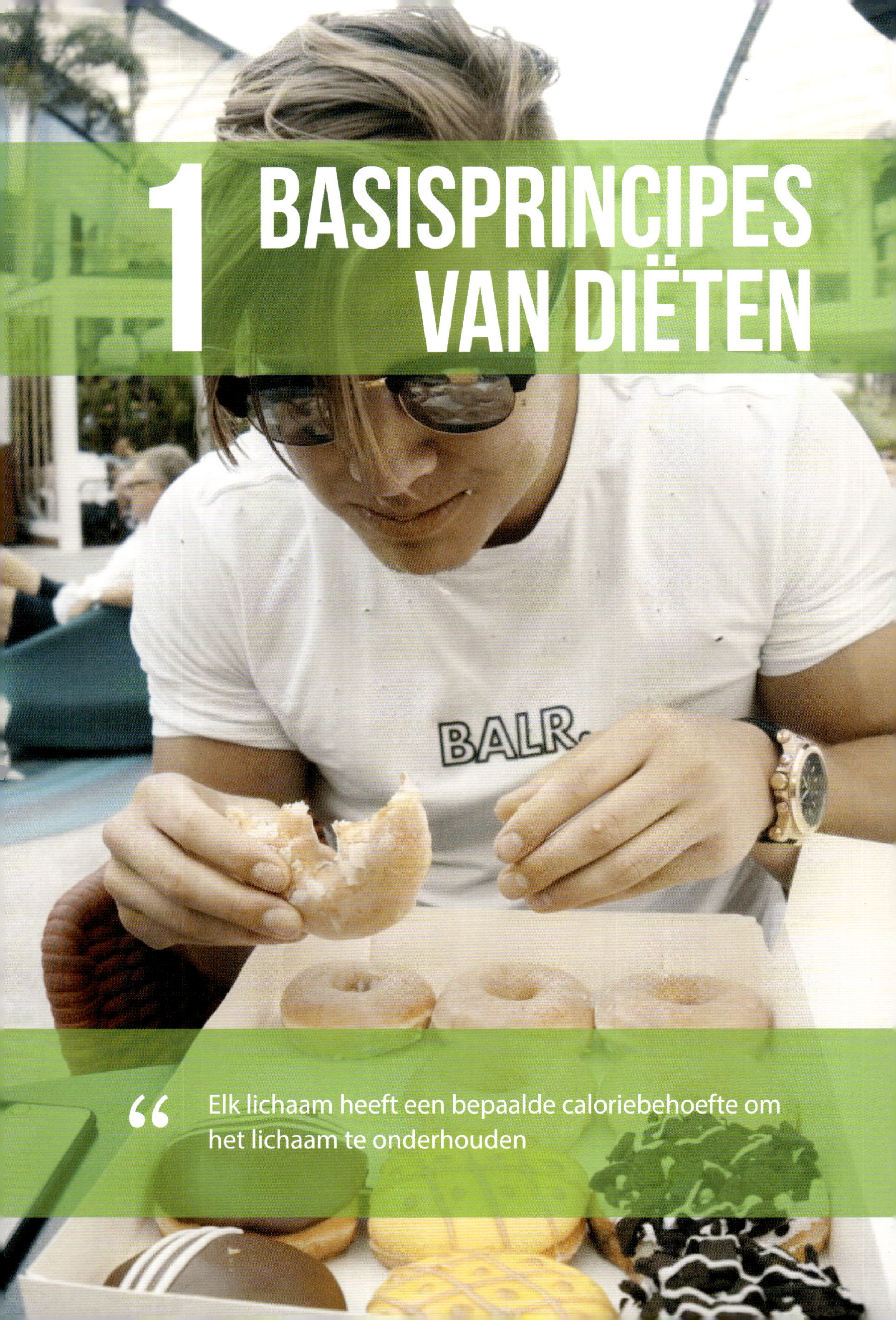

“ Elk lichaam heeft een bepaalde caloriebehoefte om het lichaam te onderhouden

Om My Shredded Lifestyle uit te leggen, is het belangrijk om de basisprincipes van diëten te weten. Elk lichaam is net zo uniek als een vingerafdruk. De ene persoon valt snel af door een snelle stofwisseling en een ander valt minder snel af door een trage stofwisseling. Wat met alle zekerheid is uit te sluiten, is dat elk lichaam een bepaalde caloriebehoefte heeft om het lichaam te onderhouden. Wanneer je voldoet aan deze caloriebehoefte wordt er over de onderhoudsfase gesproken. In deze fase val je niet af, maar kom jij ook niet bij. Wanneer je meer calorieën binnenkrijgt dan in de onderhoudsfase, dan heb je een calorieoverschot en zal je aankomen. We spreken van een calorietekort als je minder calorieën binnenkrijgt dan je onderhoudsfase. Bij een calorietekort ben je in staat om af te vallen. Voordat ik begon met fitness en het letten op mijn voeding, at ik veel ongezonde voeding. Hierdoor zat ik vaak in een calorieoverschot. Toen ik begon met fitness en op mijn voeding ging letten, zat ik vaker in een calorietekort. In een redelijk korte periode heb ik door dit calorietekort veel vet kunnen verliezen. Dit kun je zien in onderstaande afbeeldingen.

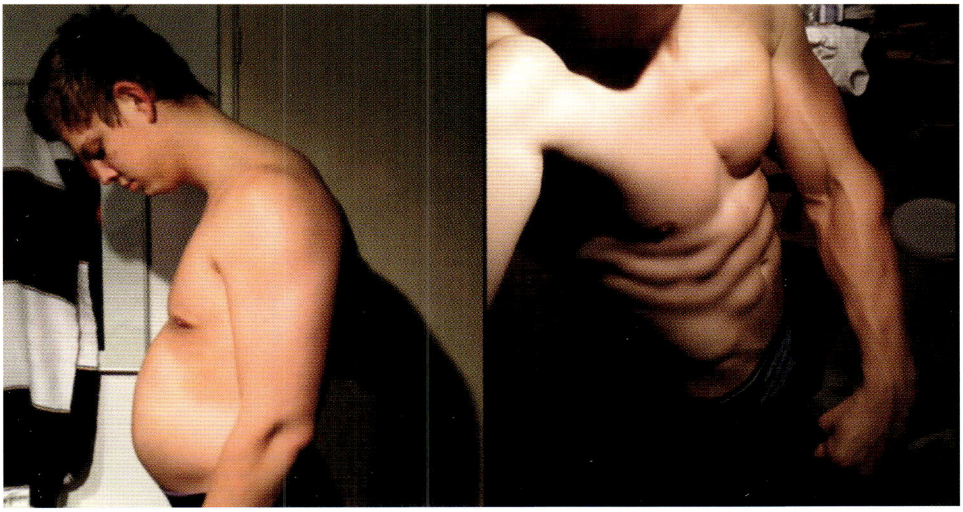

Met My Shredded Lifestyle laat ik in simpele stappen zien hoe je op een eenvoudige manier minder calorieën binnen kunt krijgen, zonder een vervelend hongergevoel te ervaren. Dit gecombineerd met de juiste voeding en beweging zorgt ervoor dat je in staat bent om vet te verliezen en dichter bij jouw droomlichaam kan komen. Daarnaast voel je je een stuk beter, heb je een betere concentratie en wordt je hormoonspiegel, metabolisme en immuunsysteem op een positieve manier beïnvloed. Een toelichting op deze en nog meer voordelen licht ik toe in de volgende hoofdstukken van dit boek.

Nu hoor ik je al denken: hoeveel calorieën heb ik nodig voor mijn onderhoudsfase? Hier komen we in het stappenplan van hoofdstuk 7 op terug. Het is belangrijk om eerst de achtergrondinformatie van My Shredded Lifestyle te weten, voordat je gaat starten.

2 INTRODUCTIE MYSL

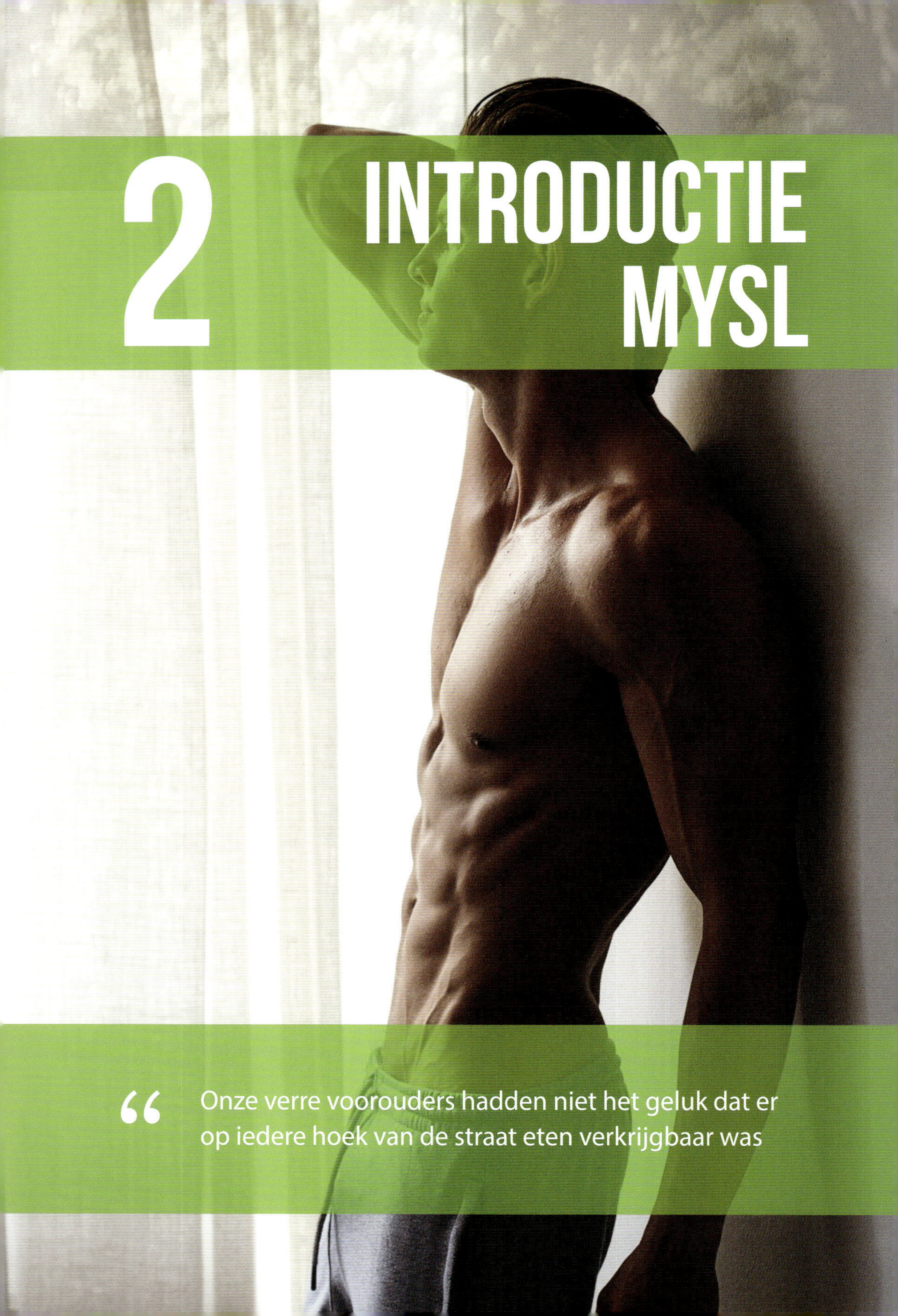

“ Onze verre voorouders hadden niet het geluk dat er op iedere hoek van de straat eten verkrijgbaar was

Nu jij de basisprincipes weet over hoe diëten in de praktijk werkt, kan My Shredded Lifestyle op een eenvoudige manier worden uitgelegd. Wanneer je vet wil verbranden, moet je een calorietekort hebben. Dit kan door minder te eten of door meer calorieën te verbranden dan in te nemen. Bij het kweken van spiermassa heb je het tegenovergestelde. Je dient dan een calorieoverschot te hebben, dat inhoudt dat je meer calorieën eet dan verbrandt. Dit kan gezien worden als de rode draad van het verhaal. De toegevoegde waarde van My Shredded Lifestyle is dat je eenvoudig in een calorietekort kunt komen door middel van periodiek vasten.

PERIODIEK VASTEN

Periodiek vasten houdt in dat je bijvoorbeeld enkel 8 uur per dag calorieën tot je neemt en de resterende 16 uur leeft op water, koffie en thee. Dit klinkt in het begin een beetje gestoord, maar laat dat net de reden zijn waarom ik dit boek heb geschreven. My Shredded Lifestyle beschrijft stap voor stap hoe jij deze levensstijl kunt toepassen en waarom deze levensstijl niet gestoord is, maar het eigenlijk heel logisch is. Een bijkomend voordeel van deze levensstijl is de positieve beïnvloeding van de natuurlijke hormonen in je lichaam. Deze hormonen helpen je bij het behalen van jouw droomlichaam.

Laat mij dit beter uitleggen...

Je hormonen vormen een belangrijk onderdeel van je lichaam. Denk hierbij aan enkele belangrijke hormonen zoals leptine, testosteron en groeihormonen. Zelfs als je in een calorietekort zit en deze hormoonwaardes te laag zijn, houdt dit in dat je niet direct meer vet verbrand. Ook wanneer je in een calorieoverschot zit om spiermassa op te bouwen, zal bij een te lage hormoonwaarde geen of minder snel spiermassa opgebouwd worden.

Hiermee bedoel ik te zeggen dat hormoonwaardes essentieel zijn bij het verliezen van vet. Dit is ook een van de redenen waarom sommige atleten en bodybuilders prestatieverhogende drugs (anabole steroïden) nemen. Deze prestatieverhogende middelen beïnvloeden het natuurlijke hormoonstelsel om sneller tot een bepaald resultaat te komen. Ik ben absoluut geen voorstander van deze middelen en ik leg je graag uit hoe je op een natuurlijke en gezonde wijze resultaat kunt behalen. Periodiek vasten laat je op een natuurlijke manier de waardes van je hormonen optimaliseren zonder gebruik te maken van prestatieverhogende middelen. Als je hormoonwaardes geoptimaliseerd zijn, ben je in staat om je droomlichaam sneller te bereiken. Periodiek vasten is per definitie geen dieet, maar een soort eetpatroon dat past binnen een bepaalde levensstijl, namelijk My Shredded Lifestyle.

Door op regelmatige basis te vasten en vervolgens veel te eten, eet je de caloriebehoefte in een korter tijdsbestek (bijvoorbeeld 8 uur) van een dag. Ook zal je lichaam anders werken en reageren tijdens dit vasten, dan tijdens een afslankdieet. Het is algemeen bekend dat wanneer je voedsel tot je neemt, je lichaam dit verwerkt tot energie. Je lichaam gaat deze energie vervolgens gebruiken om je in 'leven' te houden en je energie te geven voor alles wat je op dagelijkse basis doet. De ongebruikte energie wordt opgeslagen als reservebrandstof. Je lichaam slaat dit op door dit om te zetten in vetten. Dit is een van de hoofdreden waarom het hedendaagse gewicht van het menselijk lichaam toeneemt. Dit is mede te wijten aan het hanteren van een foute levensstijl. Deze foute levensstijl kan het beste uitgelegd worden door even terug te gaan in de tijd.

METABOLISME

We gaan even terug in de tijd....

Het metabolisme van zoogdieren is op een dusdanige manier geëvolueerd, dat vet opgeslagen wordt om te overleven. Dit komt voort uit het verleden van onze verre voorouders. Zij hadden helaas niet het geluk dat er op elke hoek van de straat eten verkrijgbaar was. Ook hadden zij geen koelkast in hun grot staan, waar zij ieder moment van de dag eten uit konden pakken. Voor onze verre voorouders was het niet zo eenvoudig om snel aan eten te komen. Meestal was de enige maaltijd van de dag, de vangst van de jacht. Deze vangst werd in één keer opgegeten, omdat het eten anders zou bederven. Het is logisch dat zij hierdoor meer en veel energie binnenkregen, terwijl deze energie niet per se nodig was op dit moment. Echter, het metabolisme is hier juist op afgestemd. Zoals eerder benoemd, slaat het lichaam een energieoverschot op in de vorm van vetten. Omdat een succesvolle jacht niet te voorspellen was, was het erg belangrijk om deze vetten te kunnen opslaan. Er werd meer energie opgeslagen dan er werd verbruikt. Het opgeslagen vet kon vervolgens gebruikt worden als reservebrandstof. Hiermee was het lichaam in staat om energie te leveren op de momenten dat er onvoldoende voeding aanwezig was.

Voor het eerst in de geschiedenis is het mogelijk om op elk gewenst tijdstip aan voedsel te komen. Veel mensen zien dit als een voordeel. Ik zie het meer als een nadeel voor veel mensen. Het nadeel van het eenvoudig geraken aan voedsel is dat de evolutie van het menselijk lichaam hier nog niet op is afgestemd. We hebben nog steeds sterke overeenkomsten met het metabolisme van onze verre voorouders.

Doordat het eenvoudig is om continu aan (ongezond) voedsel te komen, kan dit al snel tot een energieoverschot leiden. Zoals eerder benoemd, betekent een energieoverschot dat het lichaam vet gaat opslaan. Daarnaast hebben we een leven gekregen, waarbij we steeds vaker zitten. Door minder te bewegen, is het moeilijker om je energieoverschot aan te spreken en te verbruiken.

Het is een feit dat wij met onze hedendaagse levensstijl veel meer vetten opslaan dan onze verre voorouders. Het verschil met onze verre voorouders is dat wij onze lichamen niet de kans geven om deze overtallige vetten te kunnen verbranden. Dit komt doordat wij constant voedsel consumeren en geen vastenperiodes meer hebben. Deze vastenperiodes zijn belangrijk, want hiermee stel jij het lichaam in staat om vet op te nemen als brandstof. In de huidige maatschappij wordt ons aangeleerd dat je iedere 2 uur moet eten om je stofwisseling op peil te houden. Bij periodiek vasten is het de bedoeling dat je dit dus niet doet. Je hoeft niet meer de hele dag door voedsel te consumeren, maar je kiest een deel van de dag om te vasten en je kiest een deel van de dag waarin je voedsel inneemt.

Op deze manier boots je letterlijk het metabolisme van onze verre voorouders na. Door deze nabootsing, geef je het lichaam de mogelijkheid om het vet te gebruiken waar het oorspronkelijk voor bestemd is, namelijk; brandstof verbruiken voor energie tijdens een calorietekort.

HORMONALE VERANDERING

Naast het verbranden van vetten ondergaat het lichaam ook een hormonale verandering tijdens het periodiek vasten. Om deze hormonale verandering uit te leggen, gaan we even een kleine les biologie volgen. Zoals je misschien al weet, zit in voeding glucose (voornamelijk uit koolhydraten). Bij het eten wordt deze glucose getransformeerd naar energie of bij een teveel aan glucose in glycogeen. Glycogeen wordt opgeslagen in je lever en spieren. Door de stijging van glycogeen stijgt ook de suikerspiegel in je lichaam.

Vervolgens zorgt de alvleesklier voor de afscheiding van insuline om de suikerspiegel te reguleren. Het is de bedoeling om middels het vasten het lichaam gevoeliger te maken voor insuline (niet zoals dit bij diabetes het geval is). Wanneer het lichaam gevoelig is voor insuline, wordt voedsel effectiever verbruikt. Dit resulteert in het verminderen van vetmassa, maar ook in het aanmaken van meer spiermassa. Wanneer je hierbij ook nog fysieke inspanning verricht, wordt het effect alleen maar versterkt.

Kort samengevat: periodiek vasten zorgt voor een insulinegevoeliger lichaam dat een positief effect heeft op je vetverbranding en opbouw van je spieren.

Het is belangrijk om te weten dat insuline een anabolisch hormoon is. Dit hormoon laat namelijk je cellen, helaas wel op willekeurige basis, groeien. Zo kunnen zowel de vet- als spiercellen groeien dankzij het insulinehormoon. Bij ieder eetmoment zorg je ervoor dat het lichaam een insulinepiek krijgt. Het is goed om te weten dat het bij een insulinepiek onmogelijk is om in een vetverbrandingsmodus te zitten. Dit komt doordat het lichaam dan nog in een glucoseverbrandingsmodus zit. Voordat het vet aangesproken kan worden als brandstof, dient dus eerst de glucose verbruikt te worden. Wat je hieruit kunt concluderen, is dat je zo min mogelijk insulinepieken wenst te hebben, zodat je meer vet kunt verbranden. Als je periodiek doet vasten, wordt het glycogeen uit je spieren en lever verbruikt. Wanneer je daarnaast ook nog doet sporten zal het glycogeen nog sneller verbruikt worden. Dit symptoom zorgt ervoor dat je insulinegevoeligheid toeneemt (wat positief is).

INSULINERESPONS

Misschien vond je het tot nu toe wel heel theoretisch worden met termen als glucose, glycogeen, hormonen en alle andere begrippen. Daarom heb ik drie voedingspatronen gevisualiseerd, om duidelijk te maken wat het effect hiervan is op je insulinerespons. In het voorbeeld zijn drie voedingspatronen te zien op een dagelijkse basis (24 uur). Het eerste voedingspatroon laat zien hoe de meeste mensen momenteel voeding innemen. Dit voedingspatroon laat zien dat de gemiddelde mens om de twee uur het lichaam voorziet van voeding. Hierbij is duidelijk te zien dat de insulinepieken niet heel hoog zijn, maar wel constant verdeeld zijn over de hele dag. Dit zorgt ervoor dat het lichaam enkel in de nacht in een vetverbrandingsmodus kan komen. Dit is natuurlijk zonde, want je wil eigenlijk zo lang mogelijk in de vetverbrandingsmodus zitten. Ook zorgen deze pieken ervoor dat je verspreid over de hele dag een hongergevoel krijgt. Bij dit eetpatroon in combinatie met een calorietekort merk je dat je na kleine maaltijden een minder verzadigd gevoel zal hebben. Dit is dan ook een van de redenen waarom veel mensen het diëten niet voor de lange termijn kunnen volhouden. Met een dieet ben je vaak de hele dag bezig en heb je nog steeds de drang naar 'snacken'.

Zoals net aangegeven, eet de gemiddelde mens elke twee uur. Er zijn ook mensen die driemaal per dag eten, namelijk tijdens ontbijt, de lunch en het diner. Hier is waar te nemen dat de insulinegevoeligheid hoger is en dat je meer tijd in een vetverbrandingsmodus kunt zitten. Dit komt doordat je enkel drie maaltijden per dag eet. Op deze manier is het nog niet mogelijk om lang in een vetverbrandingsmodus te zitten, aangezien de eetmomenten verspreid worden over de hele dag en het lichaam nog steeds eerst de glucose dient te verwerken, voordat het vet kan gaan verbranden.

Het hoofddoel is om op een zo effectief mogelijke manier, zoveel mogelijk vet te verbranden. Dit doe je met My Shredded Lifestyle. Met deze levensstijl eet je in een korte periode gedurende de dag alle voeding met de juiste macronutriënten. Met deze levensstijl eet je enkel 8 of 6 uur per dag en zit je heel lang in de vetverbrandingsmodus, waardoor je eenvoudig en effectief vet verliest. Verder heeft deze levensstijl als voordeel dat je hongergevoel gedurende dag minder zal zijn, aangezien je minder insulinepieken hebt. Tijdens de eetmomenten kun je dus grotere maaltijden eten, waardoor je niet het gevoel hebt dat je aan het diëten bent. In de laatste grafiek zijn twee voedingsmomenten getoond, maar in principe maakt het niet uit hoe vaak je eet in deze periode. Als je maar je macronutriëntdoelen behaalt en een voldoende lange vastperiode hebt.

VOEDINGSPATROON GEMIDDELDE MENS

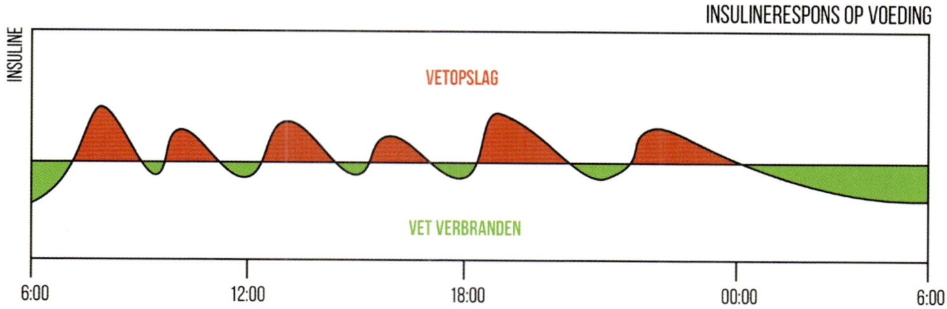

VOEDINGSPATROON 3X PER DAG

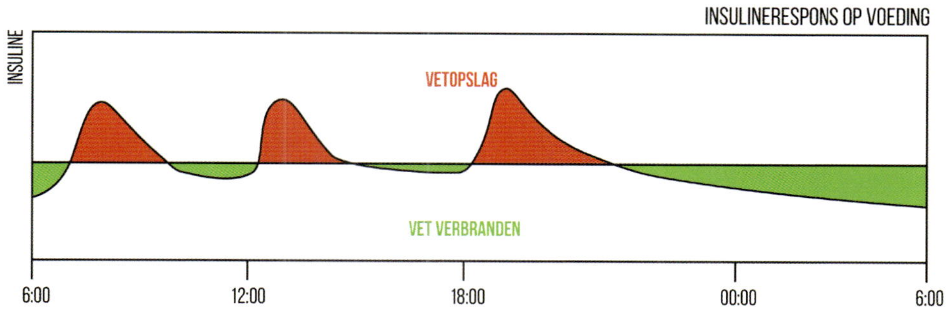

VOEDINGSPATROON MY SHREDDED LIFESTYLE

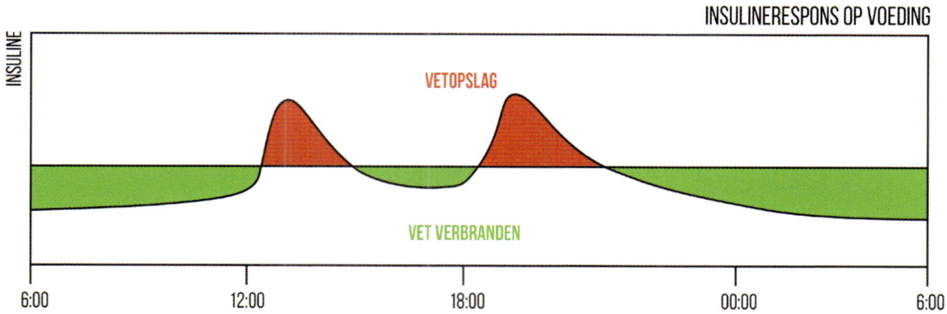

3 TOEPASSEN MYSL

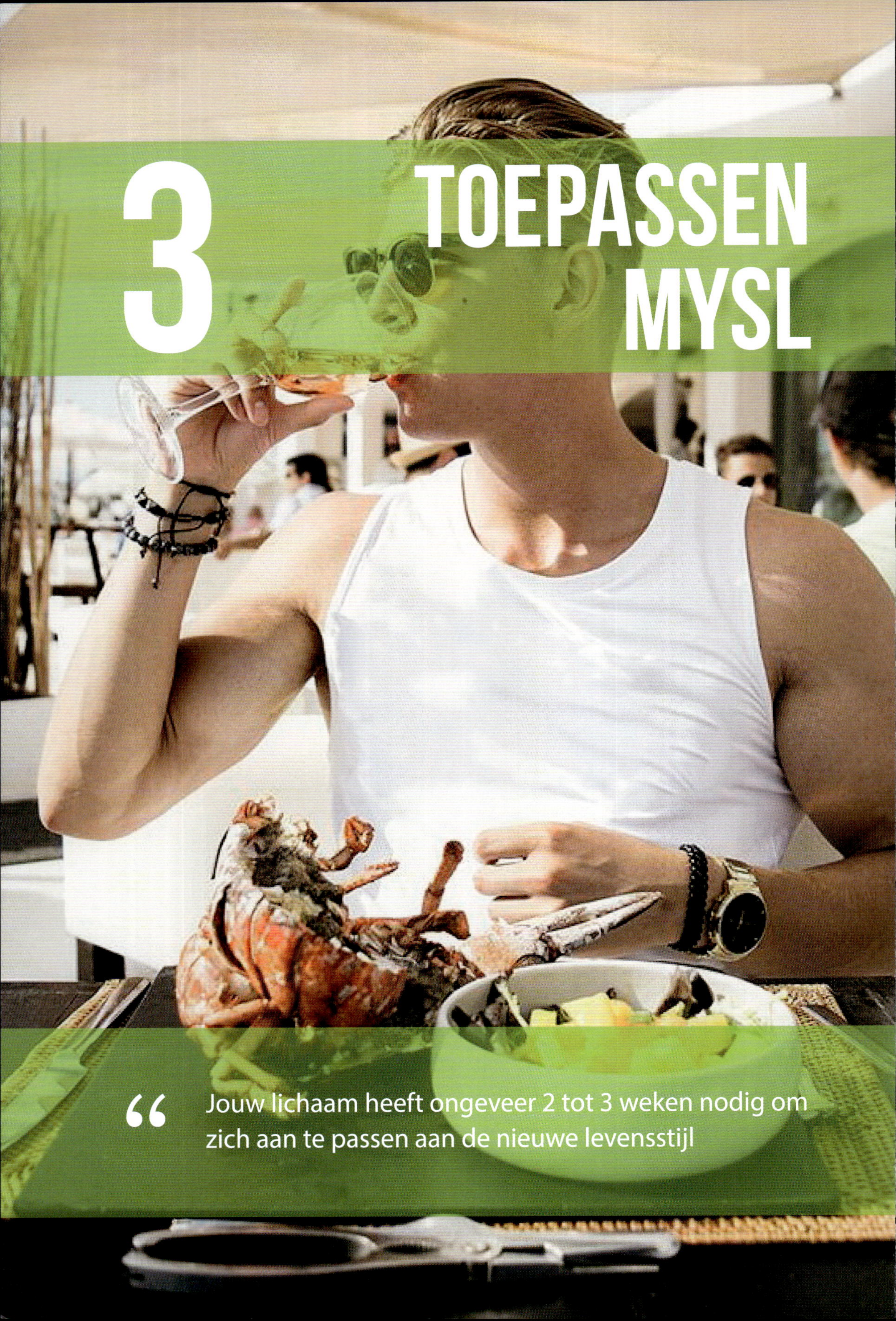

“ Jouw lichaam heeft ongeveer 2 tot 3 weken nodig om zich aan te passen aan de nieuwe levensstijl

STIMULEREN VAN VETVERBRANDING

Er zijn diverse methoden beschikbaar die toegepast kunnen worden om vetverlies te stimuleren. Een van deze methodes is het 'dagelijkse vasten'. Met dagelijks vasten kies je een bepaalde periode van de dag waarin je gaat vasten en een periode waar je eet (calorie-inname). Voor My Shredded Lifestyle heb ik gekozen om deze methode toe te passen. Met deze methodiek verbrand ikzelf het snelst het meeste vet. Deze methode houdt in dat je een groot gedeelte van de dag vast en in een kleiner tijdsbestek je volledige caloriebehoefte inneemt. De periodes waarin je wel en niet mag eten zijn als volgt:

	MAN	VROUW
Vasten	16 uur	14 uur
Calorie-inname	8 uur	10 uur

De periode waarin je dient te vasten lijkt erg lang, maar houd er rekening mee dat slapen ook vasten is. Tijdens het vasten is het de bedoeling dat je geen calorieën inneemt. Hierdoor stel jij je lichaam in staat om de glycogeenreserves uit te putten. Dit zorgt er vervolgens weer voor dat je groeihormoon zal toenemen en het insulinegehalte afneemt. Wanneer je na een lange periode vasten voedsel inneemt, zal dit beter verteerd worden en effectiever worden opgenomen.

Nogmaals: het grootste voordeel van deze interval van vasten en calorieën innemen, is dat het eenvoudiger wordt om in een calorietekort te komen. Het is mentaal vaak lastig om alle calorieën in te nemen in dit kortere tijdsbestek.

Bij My Shredded Lifestyle is het mogelijk om zelf te kiezen wanneer je doet vasten, maar doordat slapen ook bij vasten hoort, is het eenvoudiger om ervoor te kiezen dat je start met vasten rond 22:00 uur in de avond en stopt met vasten vanaf 14:00 uur in de middag (voor mannen). Voor vrouwen adviseer ik om te starten met vasten rond 21:00 uur en te stoppen met vasten omstreeks 11:00 uur.

AANPASSING VAN LICHAAM

Wanneer je begint met dagelijks vasten, zal je er rekening mee moeten houden dat het lichaam ongeveer twee tot drie weken nodig heeft om zich aan te passen aan deze voedings- en levensstijl. Zodra je lichaam gewend is geraakt, weet het lichaam dat het in de namiddag gevoed zal worden. Ook zal je merken dat je in de ochtenden meer energie hebt dan voorheen. Dit komt doordat het lichaam niet meer afhankelijk is van glucose om energie te leveren.

OMGAAN MET HONGERGEVOEL

Wanneer je start met My Shredded Lifestyle, kan het vooral in de eerste weken voorkomen dat je toch een hongergevoel hebt tijdens het vasten. Om dit hongergevoel te stillen, mag je voedingsmiddelen consumeren, maar hier zit wel een voorwaarde aan gekoppeld. Deze voedingsmiddelen mogen geen calorieën bevatten. Wanneer je toch calorieën inneemt, wordt het vasten onderbroken, dat absoluut niet gewenst is om een zo snel en goed mogelijk resultaat te behalen. Tijdens het periodiek vasten drink ik daarom altijd veel water. Dit stilt het hongergevoel en het is ook nog eens gezond. Verder drink ik tijdens het vasten ook regelmatig koffie. Meestal drink ik één tot twee koppen zwarte koffie in de ochtend. Dit geeft mij net die extra boost voor de dag. Het is wetenschappelijk bewezen dat koffie een natuurlijke 'honger killer' is. Koffie dien je wel zwart te drinken om op nul calorieën te blijven tijdens het vasten. Voeg daarom geen suiker of melk toe aan je koffie, want hier zitten calorieën en glucose in.

Het is wetenschappelijk bewezen dat cafeïne vetverlies stimuleert. Daarom helpt koffie mij in de ochtend om extra vetverlies te realiseren. Mocht je geen koffie lusten, dan is thee een andere goede vervanger.

Verder dien je elke dag veel water te drinken. Niet alleen om de honger te stillen, maar ook om uitdroging te voorkomen (vooral bij het gebruik van koffie). Ook sommige pre-workouts werken goed, maar ik adviseer je om dit met mate te gebruiken, aangezien hier niet altijd gezonde ingrediënten in worden verwerkt. Een pre-workout bestaat namelijk niet alleen uit natuurlijke ingrediënten. Koffie en thee wel. Verder bevatten sommige pre-workouts calorieën.

4 MOGELIJKHEDEN MET MYSL

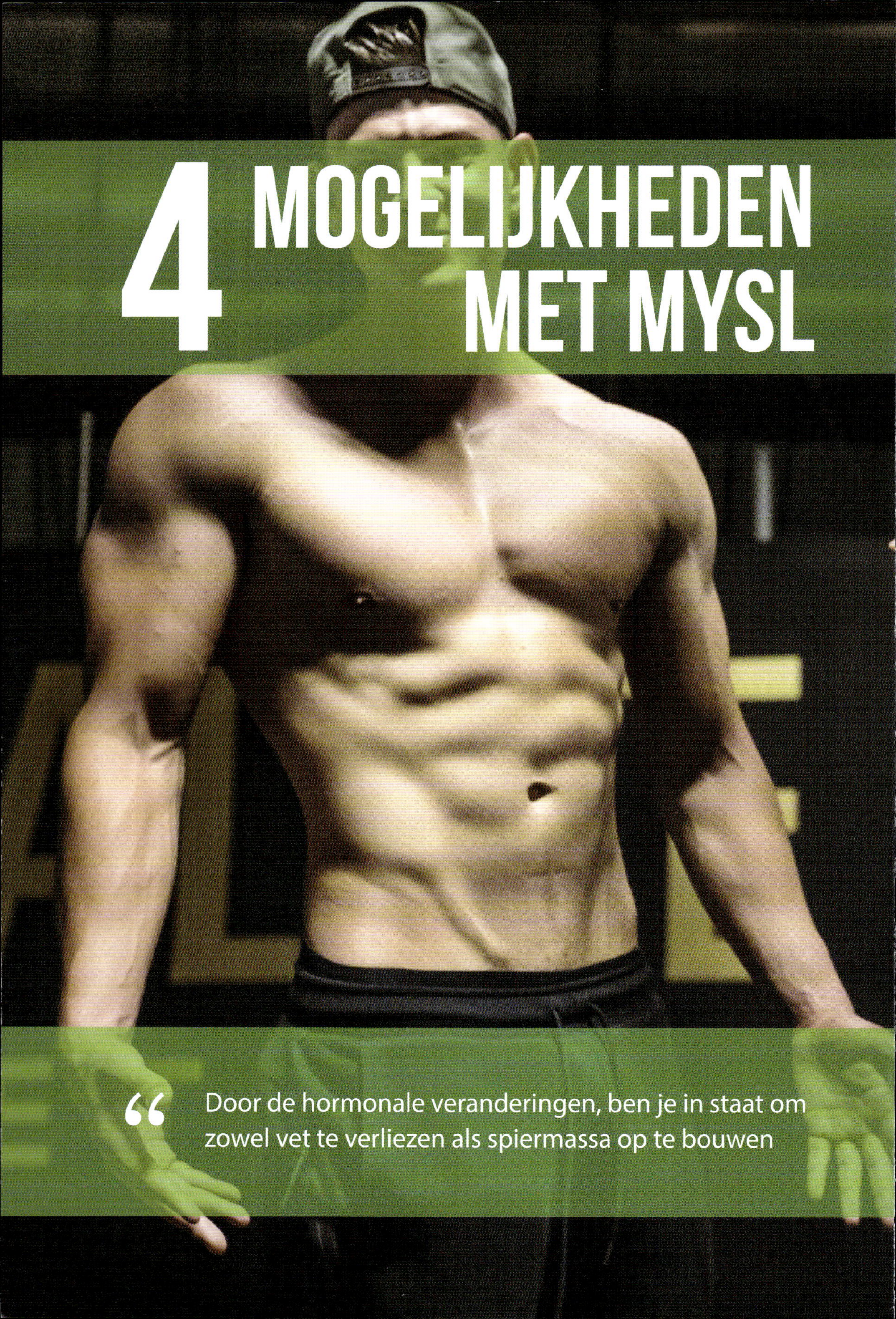

“ Door de hormonale veranderingen, ben je in staat om zowel vet te verliezen als spiermassa op te bouwen

Zoals in voorgaande hoofdstukken duidelijk is geworden, is vetverliezen een van de belangrijkste voordelen van My Shredded lifestyle. Ook is het door de hormonale verandering mogelijk om je spiermassa te behouden en zelfs te laten groeien.

VET VERLIEZEN

De belangrijkste regel die je hoort te weten om vet te kunnen verliezen, is dat je in een calorietekort moet zitten. Met andere woorden moet je meer calorieën verbranden dan innemen. Met My Shredded Lifestyle wordt het vetverbrandingsproces gestimuleerd door de hormonale verandering van deze levensstijl. Het effect is dus vele malen groter en gezonder dan bijvoorbeeld een crashdieet. Bij een crashdieet is ook resultaat waar te nemen, maar dit is maar een momentopname. My Shredded Lifestyle is veel eenvoudiger vol te houden en het is ook nog eens gezonder dan allerlei andere diëten.

Door deze levensstijl toe te passen, gaat je lichaam, zoals eerder gezegd, je glycogeenvoorraden aanspreken dat resulteert in het verbranden van vet. Deze vetverbranding in combinatie met geen calorie-inname tijdens het vasten zorgt voor een effectief vetverbrandingsproces. In het begin van My Shredded Lifestyle zal je merken dat je soms niet evenveel energie zal hebben. Dit komt vooral doordat je lichaam nog moet wennen aan deze nieuwe levensstijl. Wat helpt bij het verkrijgen van energie is het nemen van een kop zwarte koffie of pre-workout. Let wel op dat in sommige pre-workouts calorieën zitten. Met een pre-workout wordt je vasten dus lichtelijk onderbroken. Een bijkomend voordeel van het drinken van zwarte koffie is dat het geen calorieën bevat en dat cafeïne de vetverbranding in een positieve zin stimuleert.

OPBOUWEN EN ONDERHOUDEN VAN SPIERMASSA

Vaak krijg ik de vraag of My Shredded Lifestyle niet de spiermassa vermindert of het opbouwen van spiermassa belemmert. Hier kan ik snel een antwoord op geven: "nee". Wanneer je My Shredded Lifestyle uitvoert, zoals in dit boek wordt beschreven, kan ik je met vol overtuiging zeggen dat dit geen invloed heeft op het afbreken of belemmeren van het opbouwen van spiermassa.

Bij spiermassa opbouwen is het belangrijk dat je in een calorieoverschot zit, dus dat je meer calorieën eet dan dat je verbrandt. Veel fitnessgoeroes, bodybuilders of zelfs fitnessinstructeurs raden je aan een langere tijd te 'bulken' om spiermassa op te bouwen. Een nadeel van dit bulken is dat je een hoog aantal calorieën binnenkrijgt. Deze worden vaak omgezet in ongewenste vetmassa.

Om (veel) spiermassa op te bouwen, dien je ook bij My Shredded Lifestyle in een calorieoverschot te zitten. Na het vasten zal je meer calorieën moeten innemen dan de calorieën voor de onderhoudsfase. De hoeveelheid calorieën voor deze onderhoudsfase ga je berekenen in hoofdstuk 7. Ik begrijp best dat je het moeilijk vindt om de juiste voeding te vinden bij je doelstelling. Daarom heb ik in hoofdstuk 8 van dit boek een complete voedingshandleiding opgesteld. Deze handleiding helpt je bij het bepalen van je voeding om zo het beste resultaat te behalen. Verder verlaag je je vetpercentage bij het volgen van My Shredded Lifestyle. Dit heeft als voordeel dat de contouren en spierdefinitie beter zichtbaar worden. Het proces van vetverliezen en spiermassa opbouwen gaan dus hand in hand.

Spiermassa opbouwen met My Shredded Lifestyle doe ik zelf al meerdere jaren en helpt mij bij het hebben van een realtief laag vetpercentage bij het aankomen. Ik raad deze aanpak niet voor iedereen aan. Een levensstijl moet bij je passen en voor de lange termijn vol te houden zijn. Niet iedereen vindt periodiek vasten en het opbouwen van spiermassa bij elkaar passen. Daarom kun je er ook voor kiezen om My Shredded Lifestyle alleen toe te passen om vet te verliezen. Voor mij werkt deze levensstijl voor zowel het verliezen van vet, als het opbouwen van spiermassa, maar ik adviseer je om te kijken welke manier het beste bij jou past.

In hoofdstuk 9 van dit boek geef ik je inzicht in welke workouts ik gebruik om mijn spiermassa op te bouwen in combinatie met My Shredded Lifestyle. Om je snel duidelijkheid te bieden, dien je te onthouden dat de calorie-inname nog steeds de belangrijkste factor blijft bij deze levensstijl. Wil je snel veel vet verbranden, zorg dan voor een calorietekort. Wil je spiermassa aankomen, zorg dan voor een calorieoverschot. Ik hoop dat je op dit punt in het boek de basis van My Shredded Lifestyle een beetje onder de knie hebt.

5 MYTHES OVER MYSL

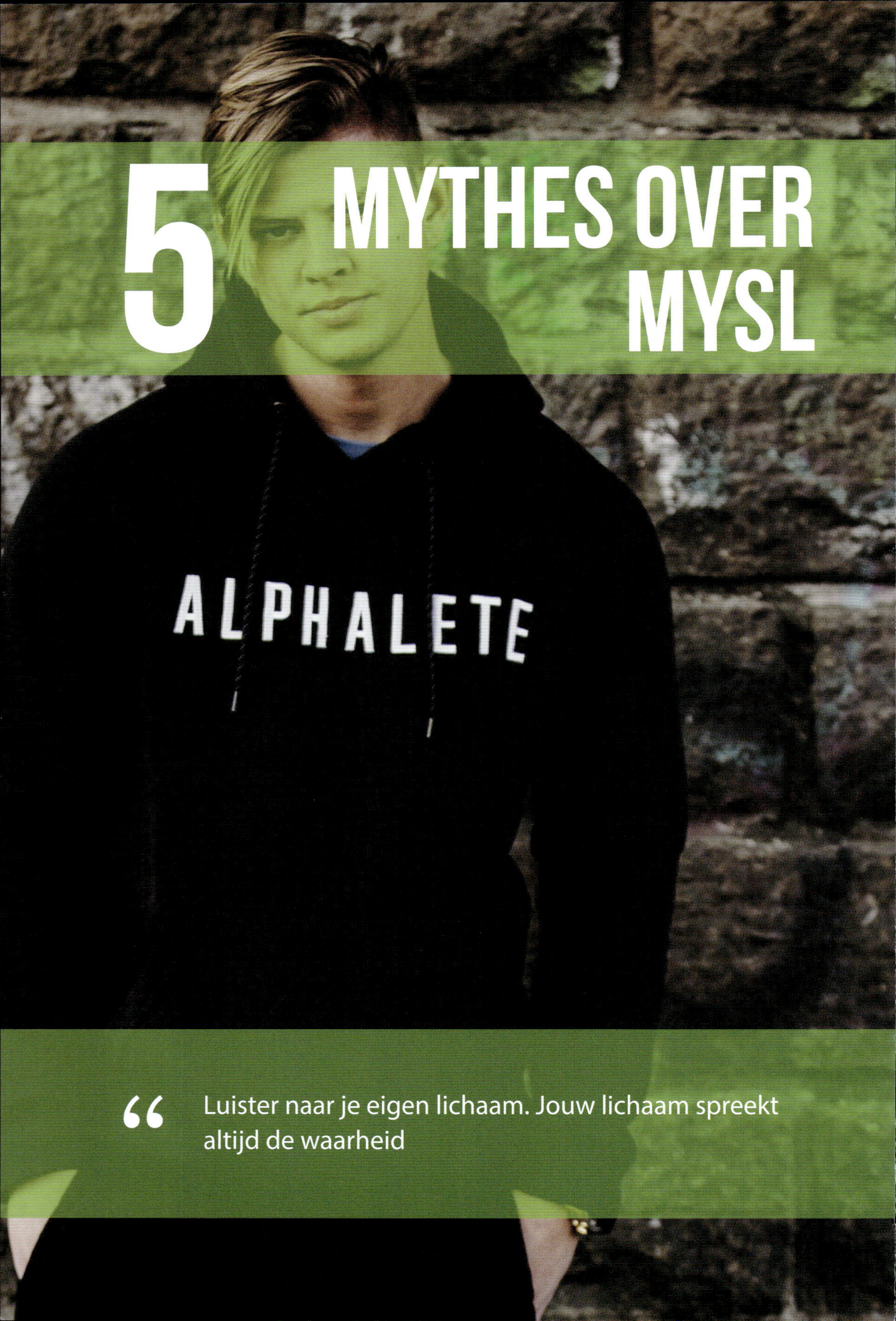

> “ Luister naar je eigen lichaam. Jouw lichaam spreekt altijd de waarheid

Bij ieder geniaal idee of een goede methode worden er regelmatig mythes verzonnen om een werkende methode te ontkrachten. Enkele meest voorkomende mythes of fabeltjes heb ik voor je op een rijtje gezet. Hier heb ik een toelichting bij gegeven, om zo deze mythe of fabel te ontkrachten.

Al vroeg in ons leven krijgen we aangeleerd dat je bij een gezonde levensstijl het ontbijt absoluut niet mag overslaan. Volgens velen is dit de belangrijkste maaltijd van de dag.

> “ *HET ONTBIJT IS DE BELANGRIJKSTE MAALTIJD VAN DE DAG*

Wanneer je de vorige hoofdstukken goed hebt gelezen, kun je nu al concluderen dat dit niet helemaal waar is. Wanneer je in de ochtend wakker wordt, is je insulineniveau relatief laag (dankzij het vasten in de slaap). De meeste mensen beginnen op dit moment pas vet te verbranden. Het is namelijk een feit dat je lichaam pas na 12 uur vasten in staat is om vet op te nemen als brandstofbron. Als je insulineniveau laag is, dan wil je dit het liefst zolang als mogelijk aanhouden, want dan begint het vet verbranden pas echt te werken!

Het allerslechtste dat je dan kunt doen, is de dag beginnen met een groot ontbijt vol met koolhydraten. Hierdoor stijgt jouw insulineniveau, waardoor de glucose het vetverbrandingsproces stopt. Naast het stoppen van het vetverbrandingsproces wordt het overschot van de calorieën direct als vetreserve opgeslagen. Zo verbrandt het lichaam dus eerst glucose in plaats van vet en dat is zonde.

Ik raad je aan om het ontbijt te vervangen door anderhalve liter water te drinken. Dit heeft namelijk een reden. Jouw lichaam heeft na een gemiddelde nachtrust al zeker 8 uur geen hydratatie meer gehad. Eigenlijk is je lichaam dus uitgedroogd. Het hongergevoel in de ochtend, komt dus niet door de honger, maar is het vragen naar vocht. Met andere woorden heeft je lichaam in de ochtend eerder behoefte aan vocht dan voedsel. Door meteen water te drinken bij het opstaan, kun je al je honger stillen. Zo ben ikzelf in staat om mijn eerste maaltijd uit te stellen tot 13:00-14:00 uur in de middag. Wanneer iemand je vertelt dat je het ontbijt absoluut niet mag missen, dan weet jij vanaf nu dat dit niet juist is.

Een andere vaakgehoorde mythe is dat je vaak en regelmatig kleinere porties moet eten.

> “ *EET VEEL KLEINE MAALTIJDEN VERSPREID OVER DE DAG*

Er wordt veel waardeloos advies gegeven omtrent voeding en fitness. Zo is een algemeen bekend advies dat wij iedere twee uur ons lichaam moeten voeden om ons metabolisme op peil te houden. Daarnaast wordt er regelmatig verteld dat je iedere twee uur moet eten om niet met je lichaam in 'survivalmodus' te komen. Over de survivalmodus wordt vaak verklaard dat het lichaam dan de spieren zou gaat opeten als brandstofbron. Dit zijn allemaal fabels. Uit diverse wetenschappelijke onderzoeken is gebleken dat je pas in een dergelijke survivalmodus komt, wanneer je langer dan 72 uur geen voedingsstoffen hebt ingenomen.

Je kunt gerust 16 uur of zelfs 20 uur per dag vasten, als je maar in jouw eetperiode de juiste voedingsstoffen inneemt. Zo maakt het niet uit of jij in een maaltijd al jouw calorieën in één keer consumeert of dit verspreidt over de hele dag. Jouw lichaam kijkt naar de gemiddelde inname van een hele dag. Zo moet je er alleen voor zorgen dat je in je eetperiode voldoende eiwitten binnenkrijgt voor de opbouw van je spieren.

Een vaak gehoorde mythe over My Shredded Lifestyle en vasten, is dat het je metabolisme zou vertragen

> “ *PERIODIEK VASTEN VERTRAAGT JE METABOLISME*

Ik kan je met een gerust hart vertellen dat dit onwaar is. Enkele wetenschappelijke studies tonen aan dat tijdens het vasten (tot 72 uur) je metabolisme helemaal niet wordt vertraagd. Sterker nog; je metabolisme gaat zelfs iets omhoog dankzij de afgifte van catecholamines (epinephrine of adrenaline, norepinephrine en dopamine) en activering van het sympathische zenuwstelsel. Het sympathische zenuwstelsel wordt vaak gezien als het 'vecht of vlucht'-systeem, terwijl het tegenovergestelde systeem het parasympatische zenuwstelsel is, oftewel het 'rust en verteer'-systeem.

Dit sympathische zenuwstelsel (vecht- of vluchtsysteem) wordt overdag geactiveerd. Als we even terugkijken naar onze verre voorouders, zie je dat deze overdag het meest actief waren. Dit is dan ook de reden, waarom het lichaam geleerd heeft om overdag een vecht- en vluchtsysteem aan te houden. Als eenmaal in de avond de grote maaltijd gegeten was, verkeerde zij in het rust- en verteersysteem.

De voorlaatste mythe die ik in dit boek behandel, gaat over een te lage bloedsuikerspiegel. Er zijn mensen die beweren dat je van My Shredded Lifestyle en periodiek vasten een te lage bloedsuikerspiegel krijgt.

> “ *WANNEER IK NIET EET KRIJG IK EEN TE LAGE BLOEDSUIKERSPIEGEL (HYPOGLYKEMIE)*

Studies hebben uitgewezen dat gezonde mensen (zonder onderliggende medische klachten en inname van diabetische medicatie) extreem lange periodes kunnen vasten zonder te leiden aan enige vorm van hypoglykemie. Het gevoel van hypoglykemie is het gevoel dat je krijgt bij een te lage bloedsuikerspiegel. Dit is in feite het gevolg van het constant eten van slechte suikers en koolhydraten (soort van glucoseverslaving). Wanneer je veel koolhydraten met slechte suikers eet, stijgt je bloedsuikerspiegel. Vervolgens komt de insuline zijn werk doen en zakt deze spiegel weer snel. Hierdoor ervaar je bij het niet eten van suikers het gevoel van een te lage bloedsuiker, waardoor je weer snel wil gaan eten.

Je creëert hierdoor een vicieuze cirkel, waardoor je de hele dag honger hebt, je constant eet en je jouw lichaam geen rust geeft. Wanneer je start met My Shredded Lifestyle of periodiek vasten, is je lichaam nog niet gewend en kun je de symptomen van een te lage bloedsuikerspiegel ervaren. In het begin kun je het vasten opbouwen door het lichaam te laten wennen aan deze nieuwe levensstijl. Echt nieuw is deze levensstijl niet. Deze levensstijl sluit aan bij hoe ons metabolisme eigenlijk bedoeld is. Je kunt starten met vastperiodes van 10 uur en dit langzaam opbouwen naar 16 uur wanneer je een man bent, en 14 uur wanneer je een vrouw bent. Mocht je diabetes hebben, dan adviseer ik je om niet te vasten of My Shredded Lifestyle toe te passen. Jouw systeem gaat anders om met glucose, insuline enzovoorts. Overleg eerst met je huisarts en/of diëtist, voordat je gaat starten met vasten.

Zoals je hebt kunnen lezen, zijn er heel wat mythes over periodiek vasten. Hier kun je eigenlijk weer een heel boek op zich over schrijven. Omdat ik in dit boek hoofdzakelijk wil benadrukken wat je wel moet doen, houd ik het bij deze laatste mythe. Deze mythe gaat over het innemen van vetten. Er wordt vaak verklaard dat je geen of weinig vetten mag innemen, wanneer je vet wil verliezen. Dit is niet helemaal waar.

> “ *JE MAG GEEN OF WEINIG VETTEN ETEN OM VET TE KUNNEN VERLIEZEN*

Bij deze mythe wordt er geen rekening mee gehouden dat vetten essentieel zijn voor een gezond lichaam en je hormoonhuishouding. Je dient wel te kijken welke vetten je inneemt. Zo is het verstandig hoofdzakelijk plantaardige en natuurlijke (verzadigbare) vetten in te nemen. Verder zijn gezonde vetten nodig voor de hormonale functie. In hoofdstuk 8 van dit boek beschrijf ik uitgebreider hoeveel en welke vetten je mag innemen.

HOE GA JE OM MET DEZE MYTHES

Ik hoop dat ik je in dit hoofdstuk heb kunnen overtuigen van de onwaarheid van sommige mythes en fabels over vasten en My Shredded Lifestyle. Gedurende mijn route naar mijn droomlichaam ben ik er meerdere malen achter gekomen dat er veel onwaarheden bestaan binnen de fitness- en voedingswereld. Vaak komt dit doordat dit er al generaties lang ingeprent wordt. Ook heeft dit vaak te maken met invloeden vanuit de reclamewereld. Een goed voorbeeld hiervan zijn reclames over margarine. Margarine wordt verkocht als een gezond broodbeleg met veel gezondheidsvoordelen, maar als je feitelijk naar margarine kijkt, dan bevat dit onder andere veel onverzadigde vetten. Dit is net het type vet dat niet gewenst is in je lichaam. → (trans vet)

Verder raad ik je aan om naar je eigen lichaam te luisteren. Jouw lichaam kan vaak beter de waarheid vertellen dan een bepaalde mythe. Een andere manier hoe je om kunt gaan met mythes is om literatuur en wetenschappelijke onderzoeken te raadplegen. Ik geloofde eerst ook vaak in deze mythes, maar door mij te verdiepen in de wetenschap achter bepaalde onderwerpen, ben ik gekomen tot waar ik nu sta. Op basis van deze kennis heb ik dan ook My Shredded Lifestyle opgesteld en help ik je graag om je doelen te bereiken. De volgende keer, wanneer je een van de zojuist genoemde mythes hoort, weet je wel beter.

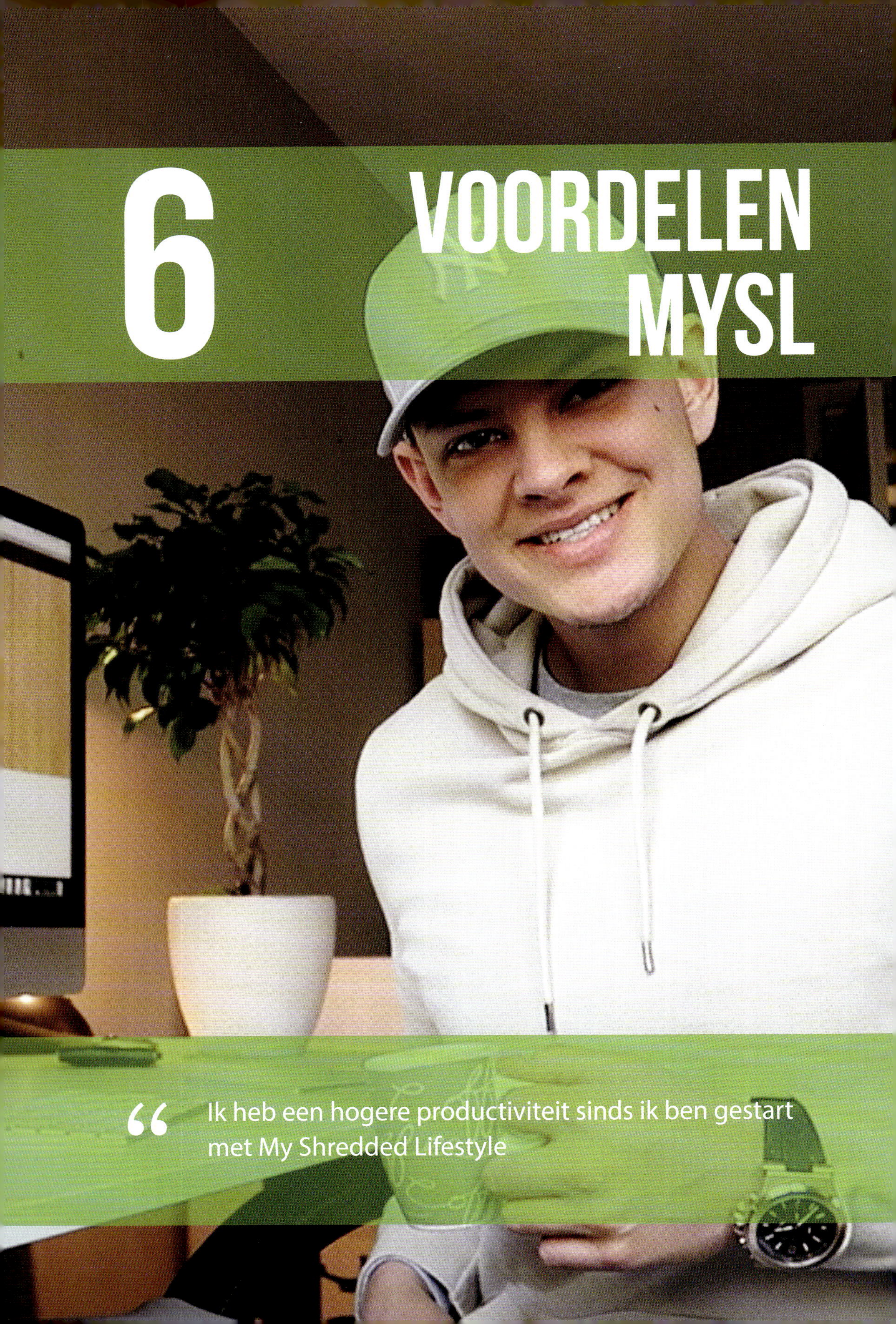

6 VOORDELEN MYSL

“ Ik heb een hogere productiviteit sinds ik ben gestart met My Shredded Lifestyle

Ik hoop dat je tot nu toe al voldoende overtuigd bent van My Shredded Lifestyle. Om je nog wat meer inzicht te geven in de voordelen die My Shredded Lifestyle kan bieden, behandel ik in dit hoofdstuk de wetenschappelijk bewezen voordelen. Ook geef ik je inzicht in de voordelen die ikzelf heb ervaren in de afgelopen jaren.

WETENSCHAPPELIJK BEWEZEN VOORDELEN

Sommige van deze voordelen ben je al enkele keren in dit boek tegengekomen, maar er zijn heel wat voordelen die nog niet benoemd zijn. Het grootste voordeel dat al regelmatig benoemd is, is het eenvoudiger hebben van een calorietekort en het stimuleren van vetverbranding. Enkele wetenschappelijke voordelen die ik heb kunnen vinden, heb ik voor je opgesomd:

- Verbeteren van het metabolisme.
- Vasten beïnvloedt je levensverwachting in een positieve zin.
- Slechte bacteriën in de dikke darm verhongeren door te vasten.
- Je lichaam kan beter omgaan met honger.
- De werking van het brein wordt verbeterd.
- Kan glucose gerelateerde kankervormen voorkomen.
- Kan bijdragen aan het voorkomen of afkomen van diabetes.
- Kan allergieën neutraliseren.
- Verbetert het menselijke immuunsysteem.
- Draagt bij aan een gezondere leverfunctie.
- Normaliseert de bloeddruk.
- Geeft organen voldoende rustmomenten.

Dit zijn al heel wat voordelen, maar er zijn er nog veel meer. Dit zijn naar mijn mening de belangrijkste voordelen, waarvan het effect vaak al op een redelijk korte termijn merkbaar kan zijn.

VOORDELEN UIT PERSOONLIJKE ERVARING

Ook zijn er voordelen die ik persoonlijk heb opgemerkt sinds ik ben gestart met My Shredded Lifestyle. Deze zijn misschien niet of in mindere mate wetenschappelijk aan te tonen, maar persoonlijk heb ik ze ervaren. Een van de grootste voordelen die ik zelf heb gemerkt, is de hogere productiviteit tijdens het vasten. Wanneer ik veel werk dien te verzetten, doe ik dit meestal wanneer ik in mijn vastenperiode zit. Samen met een kop koffie ben ik dan productiever dan ooit.

Een bijkomend voordeel vind ik dat je bewuster wordt van je voedselinname. Door eens echt goed na te denken over de voeding die je inneemt, zie je pas hoe ongezond je voorheen at. Dit draagt vervolgens ook bij aan het andere voordeel dat ik merk. Ik krijg namelijk veel meer voldoening uit 'echt' eten ten opzichte van voorheen. Een maaltijd wordt dan ook een echte (gezonde) traktatie voor jezelf.

Door bewuster te eten en volgens een bepaalde regelmaat, wordt je eetpatroon ook beter. Ik zie dit als een voordeel, aangezien dit gepaard gaat met gezondheidsvoordelen, maar ook omdat dit mij meer vastigheid geeft. Ik weet precies wanneer ik moet eten en ik hoef in de ochtend niet eerder op te staan om mijn ontbijt te eten.

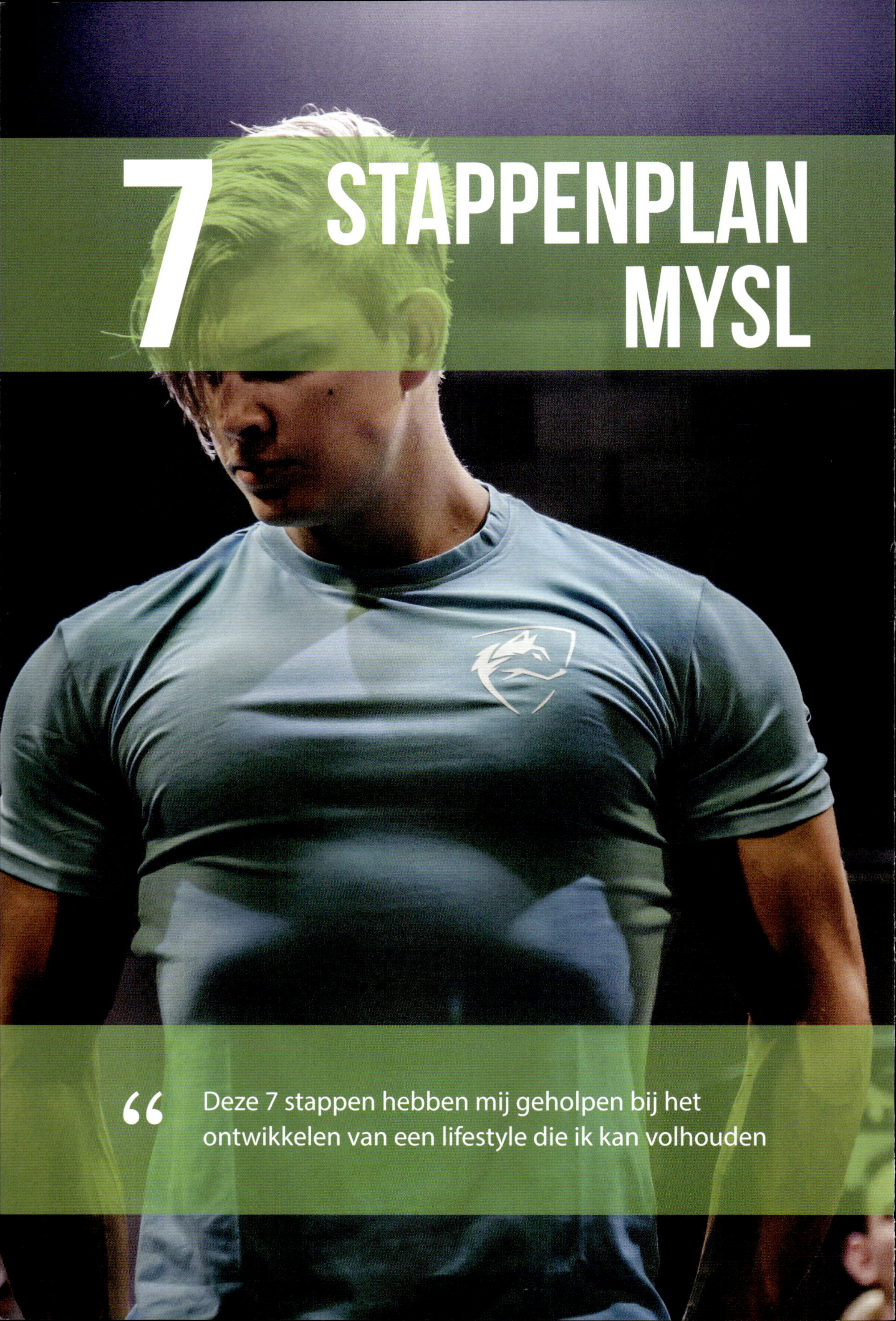

7 STAPPENPLAN MYSL

“ Deze 7 stappen hebben mij geholpen bij het ontwikkelen van een lifestyle die ik kan volhouden

Met alle kennis die je nu hebt opgedaan in de vorige hoofdstukken, geef ik je nu inzicht in de zeven stappen naar je eigen shredded lichaam. Een shredded lichaam begint bij het creëren van de juiste mindset. Vervolgens gaan we de caloriebehoefte, je calorieëndoel en je macro's bepalen. Hierop volgend gaan we de essentie van goede voeding bekijken, je voortgang meten en kijken hoe je de focus kunt behouden.

STAP 1: CREËER DE JUISTE MINDSET

Een begin is vaak moeilijk, dus waarom zou het bij My Shredded Lifestyle anders zijn. Voordat je met deze levensstijl gaat beginnen, wil ik benadrukken dat je de juiste mindset moet creëren. Een goed hulpmiddel is om een persoonlijke doelstelling op te stellen. Wanneer het even niet meezit, lees je deze doelstelling om jezelf te motiveren of je gedachte te veranderen. Deze doelstelling schrijf ik zelf altijd op. Deze begint altijd met: Mijn doel is om ......

Mijn doelstelling zag er in het begin als volgt uit::

> “ ***MIJN DOEL IS OM MET BEHULP VAN MY SHREDDED LIFESTYLE MIJN DROOMLICHAAM TE KRIJGEN VOOR DE ZOMERVAKANTIE VAN DIT JAAR. DIT WIL IK BEHALEN DOOR CONSEQUENT OM TE GAAN MET MIJN VOEDINGSGEWOONTEN EN 4 KEER PER WEEK TE TRAINEN.***

Zorg bij het schrijven van deze doelstelling ervoor dat je deze 'SMART' formuleert. Met SMART bedoel ik: **S**pecifiek, **M**eetbaar, **A**cceptabel, **R**ealistisch en **T**ijdsgebonden. Schrijf nooit een onrealistisch doel op, want dan kan dit je motivatie negatief beïnvloeden. Het hebben van ambities is goed, maar houd deze realistisch. Een manier om het resultaat van je doelstelling te meten, is door wekelijks of dagelijks een foto van je lichaam te maken. Op de einddatum van je doelstelling ga je deze foto's vergelijken om je bereikte resultaat te zien. Je kunt je tussentijdse resultaten op sociale media delen met iedereen die My Shredded Lifestyle volgt met de hashtag #MYSL. Hiermee kun je ook anderen motiveren.

Als opdracht vraag ik je om in onderstaand vlak je eigen doelstelling te formuleren:

Mijn doel is om ....

....

....

....

....

FOTO

Plak bij deze doelstelling ook een foto van het resultaat dat jij wilt behalen. Wanneer je gedurende My Shredded Lifestyle op het punt staat om af te wijken van je traject, door bijvoorbeeld een snoepje of een koek te nemen, kijk je naar deze doelstelling en foto. Vervolgens beslis je nogmaals of je echt dat snoepje of die koek wil eten. Bij mij heeft deze techniek echt geholpen. Vooral in de beginfase komt deze methode goed van pas. Dit komt onder andere doordat je lichaam dan nog een soort van verslaafd is aan glucose en sneller neigt naar ongezonde voeding. Deze methode werkt niet alleen bij je doelstellingen voor je droomlichaam, maar ook voor andere (persoonlijke) doelstellingen. Denk hierbij aan ondernemersdoelstellingen of doelstellingen voor school.

STAP 2: BEPAAL JE CALORIEBEHOEFTE

Nu je je eigen doelstelling concreet hebt gemaakt, is het tijd om echt aan de slag te gaan. Zoals uit dit boek is gebleken, heeft je lichaam een bepaalde caloriebehoefte. Dit wordt ook wel de onderhoudsbehoefte genoemd. Het is handig om deze onderhoudsbehoefte te berekenen. Om jou hiermee te helpen, kun je op de website van dit boek (www.myshreddedlifestyle.com) je onderhoudsbehoefte berekenen met de TDEE-calculator (Total Daily Energy Expenditure). Deze calculator houdt rekening met diverse factoren die van invloed zijn op je onderhoudsbehoefte. De caloriebehoefte die hieruit voortkomt, is het aantal calorieën dat je kunt eten zonder dat je hierdoor gewicht bijkomt of verliest. Verder heb ik bij het bouwen van deze calculator rekening gehouden met andere handige gegevens. Zo kun je jouw BMI inzien en een persoonlijk doel instellen (wat weer helpt bij het behalen of formuleren van je doelstelling uit de vorige stap). Het is aan te raden om jouw onderhoudsbehoefte uit te rekenen, voordat je verder leest. Wat ook handig is, is om de resultaten uit deze calculator af te drukken of in te vullen in jouw persoonlijk overzicht op pagina 49 van dit boek. Zo heb je jouw persoonlijke gegevens altijd snel bij de hand en weet je in je achterhoofd welke caloriebehoefte jouw lichaam op dit moment heeft. Het is goed om te weten dat dit getal volledig afhankelijk is van jouw persoonlijke lichaam en jouw activiteiten.

STAP 3: BEREKENEN VAN CALORIEËNDOEL

Je hebt nu jouw TDEE berekend en dit is dus de energiebehoefte, waarmee jouw lichaam hetzelfde zal blijven. Uiteraard is dit niet ons doel, wij willen vet verliezen. Vandaar gaan we 500 calorieën van dit getal aftrekken. Dit zorgt er namelijk voor dat ons lichaam in een calorietekort komt, waardoor er energie uit vetreserves opgenomen zal worden. Hierdoor ga je dus echt vet verbranden. Het berekenen van jouw calorieëndoel licht ik graag toe met een voorbeeld:

Mijn onderhoudsbehoefte	3000 kilocalorieën	-500 kcal
Mijn dagelijkse calorieëndoel	2500 kilocalorieën	

STAP 4: BEREKENEN VAN MACRONUTRIËNTEN (MACRO'S)

We hebben nu ons dagelijkse caloriedoel berekend. Voor My Shredded Lifestyle is het niet voldoende om alleen maar je calorieën te tellen, maar gaan we ook de macronutriënten tellen. Deze macronutriënten worden in de volksmond ook wel 'macro's' genoemd. Meer uitleg over waarom enkel calorieën tellen niet voldoende is, wordt uitgelegd in de voedingshandleiding van dit boek. Omdat de macronutriënten belangrijk zijn bij My Shredded Lifestyle, gaan we deze nu berekenen. De calorieën gaan we verdelen in 3 macronutriënten, namelijk eiwitten, vetten en koolhydraten. We doen dit als volgt:

MACRONUTRIËNT	HOEVEELHEID PER DAG
Eiwitten	2 gram per kg lichaamsgewicht
Vetten	20% van dagelijkse calorieëndoel
Koolhydraten	Vul de rest van de calorieën aan met koolhydraten

Het is handig om te weten hoeveel calorieën de macronutriënten per gram bevatten. Dit kun je terugzien in het volgende overzicht.

MACRONUTRIËNT	CALORIEËN PER GRAM
Eiwitten	4 kilocalorieën
Koolhydraten	4 kilocalorieën
Vetten	9 kilocalorieën

Het berekenen van jouw macro's licht ik graag toe met een voorbeeld. Hierbij gaan we uit van mijn eigen gewicht. Dit is momenteel 82kg. Zoals je in stap 3 hebt kunnen zien, is mijn onderhoudsbehoefte 3000 kcal en mijn dagelijkse calorieëndoel 2500 kcal.

Eiwitten

De benodigde eiwitten zijn eenvoudig te berekenen. In het eerste overzicht op deze pagina is te zien dat je 2 gram eiwit per kilogram lichaamsgewicht nodig hebt.

Bij mij is dit dus: ***82 kilogram x 2 gram = 164 gram eiwitten.***

Vetten

Bij vetten bereken je eerst het aantal calorieën die je uit vetten haalt. Dit doe je door je dagelijkse calorieëndoel te vermenigvuldigen met 0,2 (20%).

Bij mij is dit dus: ***2500 x 0,2 = 500 kcal.***

Uit bovenstaand schema kun je zien dat vetten 9 kcal per gram bevatten. ***Je deelt daarom 500 door 9. Dit is 55,6 gram vetten.*** Aangezien we het graag eenvoudig houden, rond je dit getal altijd naar beneden af. In dit voorbeeld dien ik dus 55 gram vetten per dag binnen te krijgen.

Koolhydraten

Om het aantal koolhydraten uit te rekenen, moeten we eerst alle calorieën van de andere macronutriënten uitrekenen.

MACRONUTRIËNT	AANTAL GRAM		AANTAL KCAL		
Eiwitten	164 gram	x	4 kcal	=	656 kcal
Vetten	55 gram (afgeronde aantal gebruiken)	x	9 kcal	=	495 kcal
Totaal					**1151 kcal**

Het totale aantal calorieën uit deze macronutriënten is dus 1151 kcal

Om het aantal koolhydraten uit te rekenen dien je de calorieën uit eiwitten en vetten af te tellen van het totale dagelijkse calorieëndoel.

Dit ziet er dan als volgt uit: ***2500 kcal – 1151 kcal = 1349 kcal***

Om het aantal gram koolhydraten uit te rekenen dien je deze 1349 kcal te delen door 4, aangezien koolhydraten 4 kilocalorieën per gram bevatten.

1349 : 4 = 337 gram koolhydraten

Mijn totale dagelijkse macronutriëntenbehoefte uit dit voorbeeld, is dus als volgt:

MACRONUTRIËNT	HOEVEELHEID PER DAG
Eiwitten	164 gram
Vetten	55 gram
Koolhydraten	337 gram

Voor sommigen is dit heel wat rekenwerk en ontstaat er twijfel over de correctheid van de uitkomsten. Om het jou eenvoudiger te maken, heb ik een lay-out ontwikkeld op de website van dit boek, waarmee je eenvoudig deze macronutriëntenbehoefte kunt uitrekenen. Deze kun je terugvinden op *www.myshreddedlifestyle.com/tools*

Ik adviseer je dan nu ook om jouw eigen macronutriëntenbehoefte te berekenen met de hand, uit het hoofd of met de calculator van de website. Schrijf ook deze gegevens op in jouw persoonlijke overzicht op pagina 49 van dit boek.

STAP 5: VOEDING IS KEY

Een groot gedeelte van het succes hangt af van de voeding die jij inneemt en de momenten waarop jij dit doet. Voeding is dus 'key' bij My Shredded Lifestyle. Er zijn meerdere manieren om je voeding te bepalen. In dit boek beschrijf ik de drie methoden die het vaakst voorkomen. Deze zijn het tellen van macronutriënten, het volgen van een voedingsschema en het intuïtief (op gevoel) eten. Omdat voeding zo een belangrijk onderdeel vormt van My Shredded Lifestyle, heb ik een apart hoofdstuk hiervoor geschreven. Dit hoofdstuk is een complete voedingshandleiding met alle ins en outs die je moet weten over voeding.

STAP 6: VOORTGANG METEN

Niets is leuker dan resultaat behalen. Ondanks dat je vet verliest, is het niet altijd direct optisch waar te nemen. Toch kan er al heel wat gebeuren in je lichaam. Daarom adviseer ik je om je iedere dag te wegen en eventueel een foto van jezelf te maken. De gegevens van het wegen kun je bijhouden in het voortgangslogboek op pagina 50 van dit boek. Over een langere periode ga je daadwerkelijk resultaat zien, zowel in het logboek als op de gemaakte foto's. In de beginfase is vaak te zien dat je 'schommelende' waardes hebt. Dit komt doordat je lichaam zich langzaam maar zeker aanpast aan deze gezondere levensstijl. Een andere handige manier is om je te wegen met een goede weegschaal die ook je vet- en spiermassa kan meten. Deze gegevens kloppen niet altijd 100%, maar geven wel een indicatie. Wanneer jij je altijd op hetzelfde moment weegt op dezelfde weegschaal, kan dit zeker aantonen of je progressie boekt. Het beste weegmoment is in de ochtend direct na het opstaan. Je gaat eerst naar het toilet en vervolgens ga je je wegen. Het is belangrijk om dan nog geen vocht in te nemen. Wanneer je een dergelijke weegschaal hebt, kun je deze gegevens ook in het voortgangslogboek noteren.

STAP 7: BEHOUD FOCUS

Een van de belangrijkste dingen bij My Shredded Lifestyle is om focus te behouden. Om dit de bereiken, is het aan te raden om je doelstelling uit stap 1 iedere dag te lezen. Op deze manier wordt je doelstelling automatisch een manier van leven vanuit je onderbuikgevoel in plaats van een verplichting. Dit helpt erbij om je doelstelling eenvoudiger te behalen. Wat mij is opgevallen, is dat er altijd mensen zijn die je voor 'gek' verklaren met deze manier van eten en leven. Mijn advies hierin is om je hier niets van aan te trekken. Deze mensen zijn niet bewust van wat zij zeggen en vaak handelen zij vanuit een gebrek aan kennis of uit jaloezie. Mijn tip is dan ook om zelfverzekerd te zijn van jouw doelstelling en de weg ernaartoe. Doordat jij de stap hebt genomen om dit boek aan te schaffen en jezelf te verdiepen in de materie, weet jij wel beter dan de 'slechte' adviezen van anderen.

Zelfverzekerdheid en vastberadenheid helpen jou dus bij het behouden van je focus. Vooral in de beginfase kan ik begrijpen dat het behouden van focus niet eenvoudig is. Wanneer je het even niet meer ziet zitten, adviseer ik je om even af te schakelen in de sportschool of je geformuleerde doelstelling nogmaals te lezen. Zorg er vooral voor dat je niet constant de kans krijgt om aan 'slecht' eten te denken. Naarmate je verder bent in My Shredded Lifestyle, ga je merken dat het steeds eenvoudiger wordt om focus te behouden en je te houden aan je voeding. Dit komt doordat het een levensstijl wordt, die eenvoudig vol te houden is.

Houd niet alleen focus bij je voeding, maar ook bij je workouts. Wanneer jij je meer focust op de oefeningen in de sportschool, ben je in staat om veel effectiever en gerichter te trainen. Dit stimuleert onder andere het onderhouden en opbouwen van je spiermassa.

Als je gaat starten met My Shredded Lifestyle, adviseer ik je om deze zeven stappen te doorlopen. Deze bieden je een vaste structuur, waardoor resultaat behalen nog eenvoudiger wordt.

TOELICHTING PERSOONLIJK OVERZICHT + LOGBOEK

Op de volgende pagina's kun je een format vinden voor jouw persoonlijke overzicht. Dit kun je invullen en regelmatig raadplegen, wanneer je niet meer weet wat jouw persoonlijke gegevens zijn met betrekking tot dit stappenplan. Verder zijn er na dit persoonlijke overzicht nog enkele pagina's ingericht als voortgangslogboek. Hiermee kun je zelf bijhouden wat je voortgang is. Dit voortgangslogboek kun je op meerdere manieren invullen. Zo is het mogelijk om alleen maar je gewicht in te vullen, maar ook om je spier- en vetmassa bij te houden. Hiervoor dien je wel een weegschaal of andere tools te hebben, die deze gegevens kunnen tonen. Verder is het ook mogelijk om je gemiddelde per week uit te rekenen. Dit doe je als volgt:

	OPTELLEN		DAGEN		UITKOMST
Gewicht	ma + di + wo + do + vr + za + zo	:	7	=	gemiddelde
Spiermassa	ma + di + wo + do + vr + za + zo	:	7	=	gemiddelde
Vetmassa	ma + di + wo + do + vr + za + zo	:	7	=	gemiddelde

Ook is het mogelijk om je voortgang ten opzichte van de week ervoor te meten (pas vanaf de tweede week). Dit doe je door de week waarin je zit, af te tellen van de vorige week. Bij een positief getal (+), betekent het dat je in gewicht bent toegenomen.

Bij een negatief (-) getal betekent dit dat je bent afgevallen. Je wil graag een positief getal bij spiermassa, en een negatief getal bij vetmassa hebben. Mocht je dit berekenen te lastig vinden, dan kun je ook het format downloaden op de website van dit boek. Hiermee kun je de gegevens op je laptop, smartphone of tablet invullen, en worden de gemiddeldes automatisch berekend.

PERSOONLIJK OVERZICHT

PARAMETER	WAARDE
Lengte	**cm**
Gewicht	**kg**
BMI	
BMR (basale metabolische waarde)	(optioneel)
Onderhoudsbehoefte (TDEE)	**kcal**
Dagelijkse caloriedoel (TDEE - 500kcal)	**kcal**

Onderstaand schema is bedoeld om je totale dagelijkse macronutriëntenbehoefte in te vullen. Deze heb je berekend in stap 4 van het stappenplan.

MACRONUTRIËNT	HOEVEELHEID PER DAG
Eiwitten	**gram**
Vetten	**gram**
Koolhydraten	**gram**

VOORTGANGSLOGBOEK

	WAARDE	MAANDAG	DINSDAG	WOENSDAG	DONDERDAG
1	Gewicht				
	Spiermassa				
	Vetmassa				
2	Gewicht				
	Spiermassa				
	Vetmassa				
3	Gewicht				
	Spiermassa				
	Vetmassa				
4	Gewicht				
	Spiermassa				
	Vetmassa				

VRIJDAG	ZATERDAG	ZONDAG	WEEKGEMIDDELDE	VOORTGANG T.O.V. VORIGE WEEK

VOORTGANGSLOGBOEK

	WAARDE	MAANDAG	DINSDAG	WOENSDAG	DONDERDAG
5	Gewicht				
	Spiermassa				
	Vetmassa				
6	Gewicht				
	Spiermassa				
	Vetmassa				
7	Gewicht				
	Spiermassa				
	Vetmassa				
8	Gewicht				
	Spiermassa				
	Vetmassa				

VRIJDAG	ZATERDAG	ZONDAG	WEEKGEMIDDELDE	VOORTGANG T.O.V. VORIGE WEEK

VOORTGANGSLOGBOEK

	WAARDE	MAANDAG	DINSDAG	WOENSDAG	DONDERDAG
9	Gewicht				
	Spiermassa				
	Vetmassa				
10	Gewicht				
	Spiermassa				
	Vetmassa				
11	Gewicht				
	Spiermassa				
	Vetmassa				
12	Gewicht				
	Spiermassa				
	Vetmassa				

VRIJDAG	ZATERDAG	ZONDAG	WEEKGEMIDDELDE	VOORTGANG T.O.V. VORIGE WEEK

8 VOEDINGS-HANDLEIDING

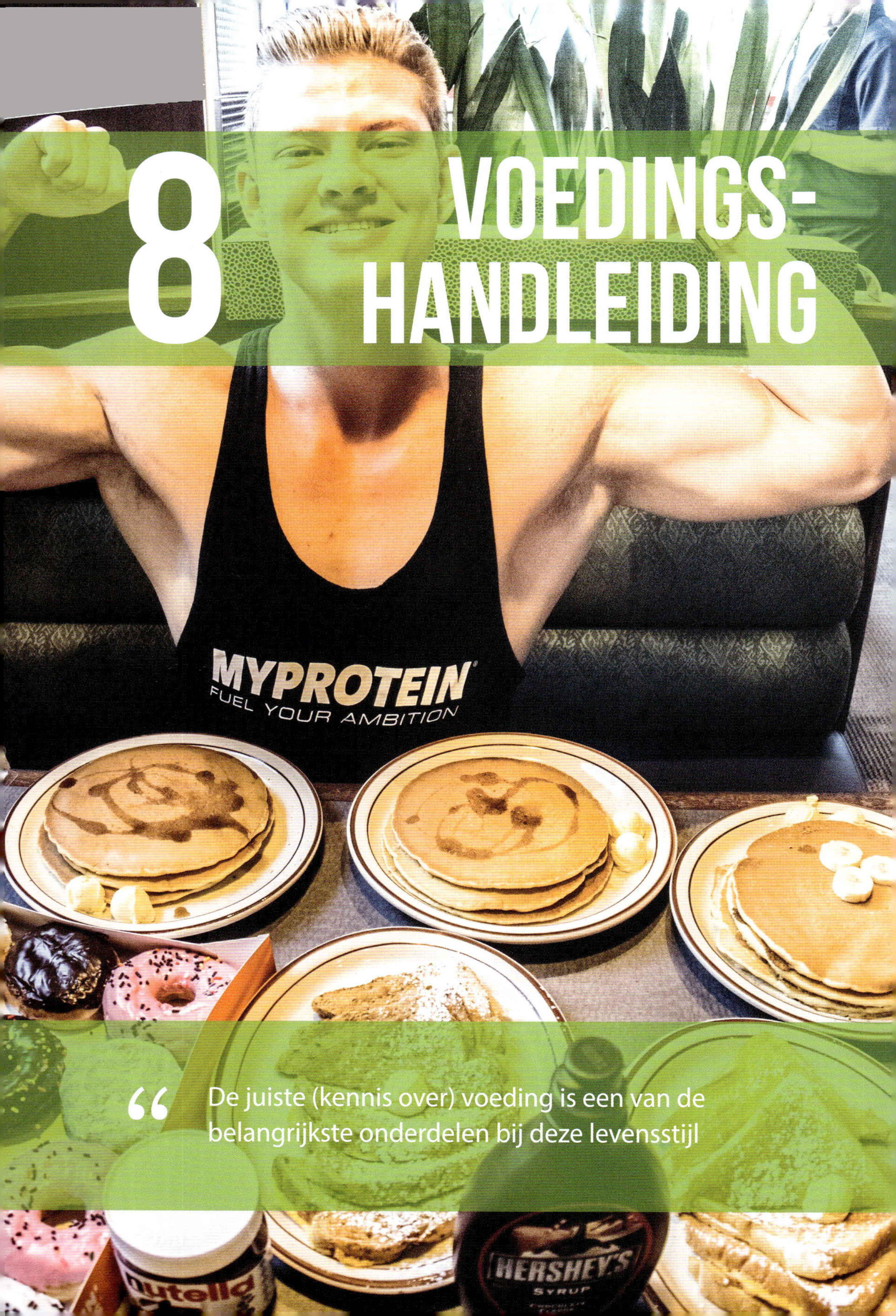

“ De juiste (kennis over) voeding is een van de belangrijkste onderdelen bij deze levensstijl

In dit hoofdstuk zijn we aangekomen bij een van de belangrijkste onderdelen van dit boek, namelijk de voedingshandleiding. Met deze handleiding bied ik je een overzicht van alle kennis die je nodig hebt met betrekking tot de voeding. Ook geef ik je concrete voorbeelden en tools, waarmee jij je eigen voeding kunt gaan bepalen. Als eerste ben ik van mening dat we jouw mentaliteit ten opzichte van voeding moeten bestuderen en waar nodig moeten bijsturen.

MENTALITEIT TEN OPZICHTE VAN VOEDING

In het begin is vooral je mentaliteit ten opzichte van voeding belangrijk. Deze mentaliteit is essentieel om deze levensstijl vol te blijven houden (hoofdzakelijk in het begin). Je kunt alle kennis en theorie uit dit boek en van het internet, of welke bron dan ook, in je hoofd hebben, maar toch je doel niet bereiken. Dit komt dan waarschijnlijk doordat je niet weet hoe je het in het dagelijks leven daadwerkelijk dient toe te passen. Het is daarom belangrijk om alle informatie uit dit boek consistent toe te passen en het deel te laten uitmaken van je levensstijl en (eet)gedrag.

Mijn aanpak ten opzichte van voeding heeft alles te maken met het vinden van de juiste balans. Wanneer je alles obsessief en perfectionistisch wilt gaan doen, verlies je flexibiliteit en je geestelijke gezondheid. Zo zal het lastig zijn deze levensstijl te volgen en vol te houden voor een langere periode. Wat nog meer stress zal opleveren, is wat er gebeurt wanneer je geen energie meer kunt opbrengen voor het volhouden van de levensstijl. Je komt dan terecht in een vicieuze cirkel, waardoor je volledige de controle zal verliezen. Je start dan eerst met binge eating, wat letterlijk inhoudt dat je vreetbuien krijgt. Vervolgens ga je je weer strikt en obsessief alles bijhouden, totdat je weer de controle verliest. Een levensstijl creëren tussen deze twee uitersten, is iets wat we absoluut willen vermijden. Zoals ik al eerder benoemde, dienen we ervoor te zorgen dat er een balans aanwezig is.

Met een regulier dieet is het nodig om gedisciplineerd genoeg te zijn en om voldoende regelmaat te hebben om het doel te bereiken. Bij een afwijking in dit dieet, ontstaat de kans dat je snel weer toeneemt in gewicht. Daarom raad ik dit soort strikte dieet af. Flexibel diëten daarentegen gaat samen met mensen die gewicht kunnen verliezen, het eraf kunnen houden en daarnaast mentaal gezond kunnen blijven. Hierdoor wordt het makkelijker om de levensstijl vast te houden. Dat is dus ook precies wat je wil bereiken.

Om jou nog wat meer inzicht te geven in de mentaliteit ten opzichte van voeding, wil ik 'een strikt voedingsschema volgen' bespreken. Vanaf pagina 75 van dit boek vind je enkele voedingsschema's voor mannen en vrouwen met een bepaalde caloriebehoefte. Deze voedingsschema's dienen als voorbeeld en verschillen dus per persoon, aangezien iedereen een unieke caloriebehoefte heeft. Een dergelijk voedingsschema kan bijdragen aan het behalen van je dagelijkse nutriëntdoelen. Persoonlijk ben ik geen fan van een strikt maaltijdplan, aangezien deze vaak op een verkeerde manier bekeken wordt. Veel mensen hebben bij een dergelijk schema de instelling "ik volg het voedingsschema" of "ik volg het voedingsschema niet". In ons hoofd zullen we dit dan zwart-wit bekijken als; "ik volg het schema en heb het goed gedaan" of "ik volg het schema niet en heb het heel slecht gedaan". Dit hoeft helemaal niet zo te zijn, maar psychisch gezien denk je dit dan wel.

Als voorbeeld neem ik even een appel. In je schema staat dat je op een bepaald moment van de dag een appel moet eten, maar je hebt enkel een banaan beschikbaar. Wanneer jij je strikt houdt aan het voedingsschema, kun je het gevoel krijgen dat je het totaal verpest hebt wanneer je de banaan zou eten. Mentaal gezien geef je het dan op en zeg je tegen jezelf dat je het voor de hele dag verpest hebt. Automatisch kies je dan voor een slechter alternatief en eet je waar je zin in hebt. Je neemt bijvoorbeeld een grote ongezonde afhaalpizza, omdat je het toch al voor deze dag verpest hebt (in jouw mindset). Theoretisch gezien heeft de banaan bijna dezelfde voedingswaardes als de appel en kon je deze dus gewoon eten. Je mindset heeft het gevoel gegeven dat je het verpest hebt en je schakelt over op 'bingen'. Zoals eerder benoemd, is dit een vreetkick. Ik vertel dit uit eerdere ervaringen die ik zelf heb gehad, maar ik zie dit ook in de praktijk bij anderen.

Bij veel mensen begrijp ik waarom zij het fijn vinden om met een voedingsschema te werken. Deze schema's zijn eenvoudig en duidelijk te volgen. Je hoeft niets te leren over macronutriëntprofielen van voedsel en je hoeft zelf geen maaltijden te plannen. Doen wat je gezegd wordt, is voor veel mensen fijn en geeft hen houvast. Dit is echter vaak maar voor korte duur, doordat er externe factoren invloed hebben op deze schema's. Een goed voorbeeld hiervan is dat het volgen van deze schema's vaak wordt belemmerd door vakanties, een avondje stappen of uiteten. Hierdoor kom je in een mentale val, waardoor je niet direct weet hoe je met deze factoren moet omgaan. De schema's leren je uiteindelijk niets over flexibiliteit en voeding. Uit mijn ervaring en de praktijk blijkt dat voedingsschema's vaak enkel werken op de korte termijn. Nu je dit hebt gelezen, moet je niet per definitie denken dat voedingsschema's slecht zijn. Door dergelijke schema's kun je zelf veel leren over welke voeding je onder andere nodig hebt om je macronutriëntdoelen te bereiken. Door voorbeelden te zien, deze uit te proberen en te leren hoe je ervan kunt afwijken, helpt dit bij het krijgen van kennis over voeding en het behalen van je doelen.

Ondanks alle tekst die je tot nu toe in deze voedingshandleiding hebt gelezen, raad ik toch aan om te werken met een voedingsschema, maar gebruik dit dan als een tool om meer te leren over voeding, flexibiliteit en consistentie in plaats van het te zien als een uiteindelijke oplossing. Een handige website die je kunt gebruiken om snel een basisvoedingsschema op te stellen, is www.EatThisMuch.com. Op deze website kun je jouw dagelijks macronutriëntendoel invullen en aangeven over hoeveel maaltijden je dit wil verspreiden. Deze website kan helpen om nog meer ideeën te genereren voor je voeding. Ook is het mogelijk om een persoonlijk maaltijdplan te laten opstellen door mij. Dit kun je laten doen via de website www.studentaesthetics.com.

Een ander aspect dat van invloed is op je mindset, zijn de macronutriënten. Kortgezegd zijn deze macronutriënten de eiwitten, koolhydraten en vetten die je inneemt. Hoe je deze bepaalt, is al eerder uitgelegd in het stappenplan. Binnen My Shredded Lifestyle is het belangrijk om een bepaalde hoeveelheid van deze macronutriënten binnen te krijgen. De hoeveelheid is afhankelijk van de progressie die je boekt. De hoeveelheid die je binnen dient te krijgen, wordt meestal uitgedrukt in het aantal gram. Dit is gewoon een nummer, waar je je niet te veel op moet vast hameren. Dit vertel ik aangezien je hierdoor weer de 'alles of niets'-mentaliteit gaat creëren, wat niet gewenst is om resultaat te behalen op de langere termijn. Een voorbeeld: je moest eigenlijk 200 gram koolhydraten eten, maar je at er 210. Door de 'alles of niets'-mentaliteit ga je vervolgens toch weer de eerdergenoemde afhaalpizza eten. Het probleem hier is de pizza en niet de 210 gram koolhydraten, waardoor je 10 gram over je doel heen ging. Door de pizza heb je namelijk het aantal in te nemen koolhydraten veel meer overschreden, dan met de 10 gram.

Je zult daarom je mindset zo moet inrichten dat je moet accepteren dat het onmogelijk is om je 100% aan de opgestelde macronutriëntendoelen te houden. Het kan voorkomen dat je een label met voedingswaarden fout gelezen hebt of niet goed hebt bijgehouden wat je daadwerkelijk hebt gegeten. Wanneer dit gebeurt, kun je beter gewoon op dit moment van de dag stoppen en de volgende dag opnieuw beginnen. Net zoals het voedingsschema zijn de macronutriënten geen 'magie'. Hanteer geen zwart-of-wit-aanpak, maar zorg voor een goede balans.

INTRODUCTIE IN MACRONUTRIËNTEN

In dit boek heb ik het al regelmatig gehad over macronutriënten, maar ik heb nog niet helemaal uitgelegd wat deze inhouden en wat deze voor jou betekenen. Macronutriënten zijn voedingsstoffen die in grote hoeveelheden voorkomen in voeding. Hierin wordt onderscheid gemaakt in drie hoofdnutriënten die de mens nodig heeft. Deze nutriënten zijn: koolhydraten, eiwitten en vetten. Elk van deze macronutriënten voorziet je lichaam van energie. Dit wordt gedaan in de vorm van (kilo)calorieën. Het aantal calorieën per gram van een macronutriënt, is in stap 4 van het stappenplan uit hoofdstuk 7 al aangegeven (koolhydraten: 4 kcal, eiwitten: 4kcal en vetten: 9kcal). Wanneer je naar een voedingslabel kijkt, wordt er bijvoorbeeld gemeld dat er 10 gram koolhydraten aanwezig zijn, maar 0 gram eiwitten en vetten. Je weet dan dat er in dit voedsel 40 kilocalorieën zitten. Houdt er wel rekening mee dat een label vaak de hoeveelheid macronutriënten per 100 gram aangeeft.

Je dient dagelijks je maaltijden te plannen aan de hand van deze gegevens. Hiermee houd je rekening met een bepaald aantal eiwitten, koolhydraten en vetten. De hoeveelheden hiervan zijn afgestemd op jouw persoonlijk doel dat onder andere is terug te vinden in jouw (ingevulde) persoonlijk overzicht.

IF IT FITS YOUR MACRO'S

Voordat ik verder ga met het verklaren van deze macronutriënten, wil ik even hebben over **'If It Fits Your Macros'** (IIFYM). Dit houdt ook wel in dat je doet flexibel diëten. Ik ben een groot voorstander van deze manier van eten. Met deze methode ligt de focus op het behalen van je dagelijkse macronutriëntdoel en niet op het soort voedsel dat je eet om dit doel te behalen. Veel mensen geloven dit niet, maar ik heb IIFYM altijd al toegepast in My Shredded Lifestyle en ik ben ervan overtuigd dat het werkt.

> *ZOLANG JE DE DAGELIJKSE MACRONUTRIËNTDOELEN PER DAG KUNT BEHALEN, MAAKT HET NIET UIT WELK SOORT VOEDSEL JE EET OM DIT DOEL TE BEHALEN. DIT HEEFT OOK GEEN NEGATIEF EFFECT OP JE LICHAAMSCOMPOSITIE*

Het maakt dus niet veel uit of je de koolhydraten uit bruine rijst haalt of snoep. Je vetten kun je halen uit noten, maar ook uit chocolade. Zolang je in de gaten houdt dat jij je dagelijkse doelen haalt en niet overschrijdt, ben je in staat om spiermassa op te bouwen of vet te verliezen (afhankelijk van je doel).

Ik licht dit graag even toe met een voorbeeld:
Stel: ik heb 500 kilocalorieën nodig. Deze kan ik halen uit 40 gram eiwit, 40 gram koolhydraten en 20 gram vetten uit een portie tilapiavis, bruine rijst en olijfolie. Deze macronutriënten staan gelijk aan een peperoni pizza met 40 gram eiwit, 40 gram koolhydraten en 20 gram vetten.

Dit kan vreemd klinken, vooral in het begin, maar het is toch de realiteit. Ik zal je nog wat specifieker uitleggen hoe dit werkt. Je lichaam verbruikt een bepaalde hoeveelheid energie per dag en dit wordt gemeten in het aantal calorieën. Om vet te verliezen, dien je meer calorieën te verbranden dan in te nemen. Je vetmassa wordt hierdoor aangesproken als energiebron.

Als we het puur en alleen over gewichtsverlies hebben (dus niet per se vetverlies), kan een calorie gezien worden als een calorie, achteloos waar deze vandaan komt. Dit houdt in dat je met enkel het eten van frites en ijs toch kun afvallen, wanneer jij je lichaam minder energie geeft dan de basisbehoefte.

Je zal nu wel denken: "Waarom heet het dan If It Fits Your Macro's en niet If It Fits Your Calories?"

Bij het verliezen van gewicht is een calorie een calorie, maar bij het bereiken van een bepaalde lichaamscompositie draait het niet alleen om de calorieën. Om een bepaalde lichaamscompositie te behalen, wil je graag zoveel mogelijk gewicht verliezen in de vorm van vet met het behouden van je spiermassa. Dit bereik je niet alleen door in een energietekort te zitten. Enkele factoren die dan een rol spelen, zijn:

- Je moet voldoende eiwitten binnenkrijgen om je spiermassa te behouden.
- Je hebt een bepaalde hoeveelheid gezonde vetten per dag nodig, omdat deze een grote rol spelen bij de hormonale synthese.
- Je lichaam dient voldoende koolhydraten te krijgen om je glycogeenvoorraad te voorzien en je trainingsintensiteit hoog te houden.

Dit houdt daarom in dat het tellen van macronutriënten (macro's) superieur is ten opzichte van enkel calorieën tellen. Dit biedt jou de mogelijkheid om je te focussen op het verbeteren van jouw lichaamscompositie en niet simpelweg alleen gewicht te verliezen of bij te komen.

Wat je eet om je macronutriëntendoel te behalen, maakt in eerste instantie niet veel uit wanneer we het over lichaamscompositie hebben. Het is een feit dat de koolhydraten uit friet worden omgezet in glucose en glycogeen, net zoals de koolhydraten uit bruine rijst. Ook de eiwitten uit een vette hamburger bestaan uit dezelfde als die in een droge kippenborst.

Hieruit moet je niet direct concluderen dat je al je koolhydraten uit friet moet halen en al je eiwitten uit een vette hamburger. Voedsel is namelijk veel meer dan alleen koolhydraten, eiwitten en vetten. Zo is voeding ook een bron van vitamines en mineralen. Deze vitamines en mineralen worden ook wel micronutriënten genoemd. Een probleem bij snoep, ander voorbewerkt voedsel en fastfood is dat deze tekortdoen in het aantal micronutriënten. Een groot voordeel bij 'gezond' eten is dat het je lichaam wel voorzien van micronutriënten.

Om deze redenen hanteer ik altijd de volgende richtlijnen. Deze blijken in praktijk goed te werken om toch een goede lichaamscompositie te verkrijgen.

- Zorg ervoor dat minimaal 80% van je dagelijkse calorieën bestaat uit gezond en micronutriëntrijk voedsel.
- Limiteer de hoeveelheid transvetten die je binnenkrijgt.
- Consumeer minimaal 10-13 gram vezels per 1.000 kilocalorieën die je eet.
- Het timen van je maaltijden is irrelevant. Je kunt 8 keer per dag eten of 3 keer per dag (natuurlijk binnen je eetperiode), zolang jij je dagelijkse macronutriënt- en caloriedoelen maar behaalt.

Het grote gevaar bij het aanpassen van je voedingspatroon bestaat vaak uit het feit dat mensen moe worden om elke dag kip met groentes te eten. Een hap van iets zoets kan leiden tot het prikkelen van je oude 'glucoseverslaving'. Dit kan resulteren in een vreetbui, die niet positief zal bijdragen bij het behalen van je doelen.

De beste manier om dergelijke vreetkicks tegen te gaan, is om gezond voedsel te eten dat je lekker vindt. Ook adviseer ik je om voldoende variëteit toe te voegen in je voeding, zodat je niet iedere dag hetzelfde gaat eten. Verder kun je voorzorgsmaatregelen nemen door 'ongezonde' snacks beperkt in huis te nemen of moeilijk toegankelijk te maken.

GOED VOEDSEL VERSUS SLECHT VOEDSEL

Ik heb het al gehad over goed en slecht voedsel, maar ik wil je hier toch graag nog wat meer inzicht in geven vanuit mijn eigen visie. Binnen de fitnesswereld wordt er vaak over dit onderwerp gesproken. Veel mensen zijn overtuigd van de aanpak waarbij er wordt geloofd in goede en slechte voedselsoorten. Volgens deze mensen is het enkel mogelijk om resultaat te behalen, wanneer je enkel gezonde voeding consumeert. Met deze aanpak is het zeker mogelijk om resultaten te behalen, maar dit is op de lange termijn zeer moeilijk vol te houden. Dit kan naar mijn mening zelfs leiden tot een slechte relatie met voedsel.

Er zijn weinig voedselsoorten die actief ongezond voor je zijn. Er bestaat eigenlijk geen voedsel dat ervoor zorgt dat je lichaam schade aangedaan zal worden, wanneer je het zo nu en dan (incidenteel) eet. Het enige negatieve dat er geassocieerd kan worden met bijvoorbeeld friet en snoep, is dat deze geen of nauwelijks micronutriënten, vezels en eiwitten bevatten, maar wel vaak hoog in zout- en suikergehalte zijn.

Deze calorieën worden vaak 'lege calorieën' genoemd. Een betere benaming hiervoor vind ik persoonlijk 'slecht voedsel'. Deze term houdt in dat dit voedsel wel bijdraagt aan je calorie- en macronutriëntbehoefte, maar ze dragen weinig bij aan je inname van micronutriënten.

Dit houdt niet per definitie in dat je dit soort voedsel moet vermijden. Het belangrijkste waar jij je bewust van moet zijn, is dat deze 'lege calorieën' niet het grootste deel van je dagelijks voeding moeten vormen. Je dient er zorg voor te dragen dat het grootste deel van je inname uit 'gezonde' voeding komt (minimaal 80%). Daarnaast kun je 'slecht voedsel' ook gebruiken om je flexibiliteit te vergroten. Door jezelf toe te staan om te diëten zonder jezelf te limiteren, kun je een grote variatie in voeding bereiken. Hierdoor voel je je minder begrensd in je dagelijkse leven en kan dit leiden tot succes op de lange termijn.

DIVERSE EETMETHODEN

Niet iedere persoon is op fysiek en mentaal vlak hetzelfde. Daarom beschrijf ik in dit boek drie eetmethoden die je kunt toepassen binnen My Shredded Lifestyle. Voordat ik deze methoden ga toelichten, wil ik eerst duidelijk maken dat alle drie methoden gevormd worden door de hoeveelheid macronutriënten. Om op een flexibele manier te kunnen eten en maximaal resultaat te behalen, dien je de macronutriënten te tellen.

Alle voedsel dat je eet, bestaat uit een bepaal macronutriëntprofiel (eiwitten, koolhydraten en vetten). Elke voedselbron bevat deze macronutriënten in verschillende hoeveelheden. Dit maakt op zich niet veel uit, als je er maar rekening mee houdt dat je de juiste voeding kiest om je macronutriëntendoel te behalen. Dit is dan ook de reden om te gaan meten hoeveel van deze macro's je inneemt. Om dit te kunnen bepalen, is het noodzakelijk om te starten met het wegen van de voeding die je gaat innemen. Dit klinkt als heel wat werk, maar je zal merken dat dit best wel meevalt. In de praktijk blijkt dat je er gewend aan gaat raken. In plaats van een kipfilet te snijden en in de pan te leggen, zal je hem vanaf nu eerst moeten wegen. Deze hoeveelheid kun je noteren in een logboek, maar dit is vrij ouderwets. Tegenwoordig bestaan hier diverse smartphone applicaties voor. Enkele bekende applicaties zijn: MyFitnessPal (mijn persoonlijke favoriet), Lifesum, LiveStrong, MyMacros en CalorieKing.

Door de hoeveelheid voeding in te geven in deze applicaties, worden automatisch de macro- en micronutriënten geteld en opgeslagen. Let er wel op dat veel van deze applicaties je de mogelijkheid bieden om bepaalde doelen in te stellen. Helaas zijn deze vaak beperkt of gebaseerd op traditionele, niet-effectieve diëten. Zorg ervoor dat je dus niet deze doelen gaat gebruiken, maar de doelen aanhoudt die je zelf gaat uitrekenen in dit hoofdstuk. Verder wil ik je erop wijzen dat de ingegeven data in deze applicaties niet altijd correct zijn, aangezien deze data wordt aangereikt door gebruikers. Vooral in het begin is het aan te raden om de voedingswaarden te vergelijken met de waardes op de product labels. Zo kun je controleren of de data uit de applicatie daadwerkelijk juist zijn.

Zoals eerder vermeld, ben ik zelf een voorstander van het tellen van je macronutriënteninname. Op deze manier ben ikzelf in staat om gevarieerd te eten en ook 'ongezond' voedsel in mijn dieet te gebruiken, zonder hier mijn doelstelling mee te belemmeren. Nu is deze manier niet voor iedereen weggelegd. Sommige mensen vinden deze manier te extreem en doen dit liever niet. Dit begrijp ik dan ook volledig. Wat voor de ene persoon werkt, is in de praktijk niet weggelegd voor een ander. Daarom heb ik een drietal methoden beschreven die toegepast kunnen worden binnen My Shredded Lifestyle.

De eetmethoden die ik in My Shredded Lfiestyle behandel, zijn:

- **Het tellen van macronutriënten;** dit is de meest accurate methode en het helpt je om meer inzicht te krijgen in voeding en de bijbehorende voedingswaardes.
- **Voedingsschema's volgen;** hierbij volg je een van de schema's uit dit boek of een maatwerkschema. Je kunt deze methode combineren met de eerste methode. Dit kan bijvoorbeeld wanneer je een maaltijd uit het schema wil vervangen. Met een van de voorheen genoemde applicaties kun je vervolgens een vervangende maaltijd samenstellen met dezelfde of vergelijkbare voedingswaarden.
- **Intuïtief eten;** dit is de minst accurate vorm en ga je je voedselinname niet bijhouden. Deze methode vergt een goede kennis van voeding en voedingswaarden. Deze methode raad ik pas aan, nadat je een tijdje methode 1 of 2 hebt toegepast. Met methode 1 of 2 krijg je namelijk meer 'feeling' voor voeding.

Zoals je inmiddels van mij gewend zal zijn, houd ik het niet bij zo een beknopte beschrijving van deze methoden. Ik geef je graag meer inzicht in deze methoden om jou zo goed mogelijk te helpen bij het kiezen van de methode die het beste bij jou past.

METHODE 1: MACRONUTRIËNTEN TELLEN

Deze eerste methode is meteen ook de meest strikte methode. Middels deze methode wordt meestal het snelst resultaat behaald. Bij deze methode is het belangrijk om alle voeding af te wegen, voordat je deze gaat eten of drinken. Zo heb je de volledige controle over de voeding die je inneemt en is het vaak eenvoudiger om toch gevarieerd te blijven eten. Een bijkomend voordeel is dat je precies weet wanneer je aanpassingen aan je voeding dient te maken. Je lichaam raakt namelijk na een bepaalde periode in een calorietekort gewend aan dit tekort. Het is daarom op den duur belangrijk om je voeding bij te stellen om vet te kunnen blijven verliezen. Door middel van het tellen van de macronutriënten is het eenvoudig om de voeding bij te stellen, aangezien hier duidelijke richtlijnen voor zijn. Bij deze methode ga je je voeding afstemmen op je berekend calorieëndoel en je berekende macro's, die je hebt ingevuld in jouw persoonlijke overzicht (bladzijde 49).

Het belangrijkste bij deze methode is dat jij je gaat houden aan de berekende calorieën en macronutriëntenbehoefte. Het is belangrijk om je mindset nu zo in te richten, dat je alle voedsel gaat afwegen en gaat bijhouden in een van de voorheen genoemde applicaties voor op je smartphone. Je dient dus bij te houden in hoeverre jij je doel haalt. Hoe vaak je per dag eet of wat je eet, maakt helemaal niets uit, zolang je er maar rekening mee houdt dat de opgestelde (macro)doelen behaald worden. Mocht je een dag de doelen overschrijden of net niet halen, dan kun je dit de volgende dag goedmaken door te zorgen dat het gemiddelde wordt rechtgetrokken. Je lichaam verandert niet op een dagelijkse basis, maar kijkt naar de gemiddeldes voor een bepaalde periode. Om de gemiddeldes te berekenen, kun je altijd uitgaan van een week.

Ik pas deze methode zelf al een lange tijd toe, omdat ik merk dat dit mij voldoende houvast geeft. Het wegen van mijn voeding is al snel een gewoonte geworden. Ik houd al mijn voeding bij in de applicatie; MyFitnessPal. Met deze applicatie zijn de ingenomen macronutriënten eenvoudig te zien. Ook is het met deze applicatie mogelijk om de barcodes van voeding te scannen. Dit maakt het bijhouden een stuk eenvoudiger.

METHODE 2: EETSCHEMA VOLGEN

Bij deze methode volg je een voedingsschema. Voor deze methode heb ik enkele voedingsschema's opgesteld voor zowel mannen als vrouwen. Deze komen later in dit hoofdstuk aan bod. Ook bij deze methode raad ik je aan om je TDEE raad te plegen, zoals je deze al eerder in dit boek hebt berekend. Op deze manier weet je hoeveel calorieën je mag innemen en toch succesvol kunt afvallen. Het is belangrijk dat je onder je TDEE (onderhoudsbehoefte) eet, maar ga hier niet te veel onder zitten. Wanneer je te veel onder je onderhoudsbehoefte gaat zitten, bestaat er de kans dat je spiermassa zal afnemen. Verder raad ik je aan om bij het volgen van een voedingsschema ook rekening te houden met de macronutriënten. Hoe je deze kunt berekenen, is al eerder in hoofdstuk 7 (stap 4) aan bod gekomen. De voorbeeld voedingsschema's die verderop in dit hoofdstuk getoond worden, zijn afgestemd op enkele fictieve doelen. Zijn jouw doelen hoger of lager, dan adviseer ik je om dit voedingsschema aan te passen aan jouw doel. Dit kun je eenvoudig doen door de porties te vergroten of te verkleinen, zodat je toch op jouw doelen uitkomt. Je hoeft dit maar één keer uit te rekenen met een applicatie, zoals MyFitnessPal. Hierna kun je het schema voor langere tijd toepassen.

Zoals eerder in dit boek is beschreven, ben ik niet altijd een voorstander van een strikt voedingsschema. Houd dus rekening met de mentaliteit ten opzichte van voeding, zoals ik die al eerder heb uitgelegd. Persoonlijk heb ik ook periodes waarin ik het fijn vind om een voedingsschema te volgen. Ik pas deze methode dan toe op de volgende manier:

- Ik volg twee weken lang een voedingsschema, waarin ik iedere dag hetzelfde eet.
- Na twee weken verander ik de maaltijd en voedselsoorten, maar blijf dezelfde macronutriënten aanhouden. Dit schema houd ik dan weer aan voor twee weken.
- Deze stappen herhaal ik dan vervolgens weer, zolang ik het fijn vind om mij aan een voedingsschema te houden.

Deze manier geeft toch voldoende variatie en is vooral eenvoudig en biedt ook gemak.

Zo kun je veel dezelfde boodschappen doen en voordelig inkopen (zonder verspilling). Ook is het eenvoudig, omdat je maar één keer per twee weken je voeding hoeft af te wegen of berekenen, om zo erachter te komen welke hoeveelheden je nodig hebt om je doelen te behalen. Ook kun je op deze manier voor meerdere dagen maaltijden voorbereiden en invriezen (ook wel meal-preppen genoemd). In drukkere periodes zal je dit veel tijd besparen met koken en afwassen.

Het volgen van een voedingsschema kun je eventueel combineren met methode 1. Met een voedingsapplicatie plan je dan maaltijden in voor een hele week en houd je iedere dag rekening met je macronutriëntdoelen.

METHODE 3: INTUÏTIEF ETEN

Zoals de naam van de methode al aangeeft, ga je op je intuïtie (gevoel) eten. Bij deze methode ga je dus geen macronutriënten of hoeveelheden bijhouden. Dit is de minst accurate methode die ook gepaard gaat met veel valkuilen. Dit wil niet zeggen dat deze methode niet te doen is of voor niemand is weggelegd. Niet iedereen wil of moet voor 'optimaal' resultaat gaan, want zoals ik al eerder heb aangegeven: "consistentie is belangrijker dan alles perfect willen doen".

Als jij methode 1 en 2 niet kan volhouden in jouw dagelijks leven, heeft het geen zin om deze methode te proberen. Het is dan waarschijnlijker dat jij meer resultaat kan behalen met een iets 'minder optimale' aanpak die je wel kan volhouden. Immers, we willen er een levensstijl van maken en dit is alleen mogelijk wanneer je dit zonder problemen op dagelijkse basis kunt volhouden zonder mentale barrières.

Als je ervoor kiest om intuïtief te gaan eten, raad ik je wel aan om eerst een aantal dagen de macronutriënten te tellen of een voedingsschema te volgen. Zo krijg je inzicht in de hoeveelheden voedsel die je per dag dient te eten. Vervolgens kun je ervoor kiezen om een vast aantal maaltijden per dag te hanteren van ongeveer dezelfde portiegroottes. Wanneer je merkt dat je geen gewicht of vet meer verliest, kun je deze portiegroottes verkleinen of overstappen naar minder maaltijden per dag. Hierna kijk je of je wel weer kunt afvallen of vet verliezen.

AANPASSEN VAN JE VOEDING

Belangrijk is om te weten dat je lichaam altijd streeft naar evenwicht. Dit wordt ook wel 'homeostase' genoemd. Van nature is jouw lichaam zo ingericht dat het niet wil veranderen, maar eerder streeft naar een bepaalde balans (evenwicht). Tijdens een periode van vetverlies ga je dit dus ook aan je lichaam merken. Op een bepaald punt ga je merken dat je met een bepaalde calorie-inname geen vet en/of gewicht zal verliezen.

Dit is dan ook de reden dat je in de loop van de tijd aanpassingen dient te maken aan je eetpatroon. Ik ga je stap voor stap uitleggen hoe je dit doet. Dit heb ik ook gekoppeld aan de zojuist genoemde methodes. Iedere methode vereist een eigen aanpak.

De eerste stap is voor alle methoden belangrijk. Deze eerste stap is het wegen van je lichaamsgewicht. Dit doe je iedere morgen op een nuchtere maag. Ga dus eerst naar het toilet en drink niets, voordat je je gaat wegen. De getallen van dit wegen houd je netjes bij in het voortgangslogboek, dat al eerder is benoemd in dit boek. Soms kan het voorkomen dat je schrikt van deze getallen, aangezien je gewicht niet dagelijks zal afnemen. Er zijn namelijk veel lichamelijke factoren die je lichaamsgewicht bepalen. Denk hierbij bijvoorbeeld aan lichaamsvocht, glycogeen en een onregelmatige zoutinname. Verder is vetverlies geen lineair proces, dus kan het voorkomen dat je sommige dagen helemaal geen vet bent afgenomen. Om het resultaat van vetverlies echt te kunnen meten, meten we ons iedere dag, maar kijken we enkel naar het weekgemiddelde. Het streefdoel is om 0,5 kilogram vet per week te verliezen. Als jouw gewicht gemiddeld gezien hetzelfde blijft voor twee weken, weet je dat je aanpassingen in je voeding dient te maken.

AANPASSEN VAN VOEDING BIJ METHODE 1

Bij de eerste eetmethode (macronutriënten tellen) gaan we de macronutriënten aanpassen. Hierbij kun je kiezen om je calorieën te verminderen uit koolhydraten of vetten. Eiwitten gaan we nooit verlagen bij het aanpassen van je voeding, omdat deze essentieel zijn bij het behouden van spiermassa. Het verlagen van de calorieën uit vetten is mogelijk, maar in beperkte mate. Dit komt omdat je minimaal 40 gram vetten per dag nodig hebt. Voor de hormonale functie is het namelijk belangrijk genoeg gezonde vetten binnen te krijgen. Daarom is het verlagen van het aantal koolhydraten de eenvoudigste manier om je calorieën te verlagen. Tijdens het aanpassen van je voeding raad ik je aan om niet meer dan 100-150 kcal per keer te verlagen. Over het algemeen verlaag je meestal je koolhydraten met 25 tot 35 gram of het aantal vetten met 10 tot 15 gram. Een combinatie van vetten en koolhydraten is ook mogelijk. Let bij de vetten op dat je niet onder de 40 gram per dag komt.

AANPASSEN VAN VOEDING BIJ METHODE 2

Bij de tweede eetmethode (volgen van een voedingsschema) kiezen we ervoor om je macronutriënten te verlagen met behulp van een applicatie als MyFitnessPal. Je gaat je voedingsschema in deze applicatie invoeren en verlaagt de macro's op de manier zoals deze bij eetmethode 1 is beschreven (100-150 kilocalorieën verlagen uit koolhydraten en vetten, 25-35 gram koolhydraten en/of 10-15 gram vetten).

Je kunt er ook voor kiezen om te schatten en simpelweg een voedingsbron te schrappen. Zo kun je bijvoorbeeld een portie verminderen door een snee brood minder te eten. Vervolgens bekijk je wat het effect hiervan is geweest door het voorgangslogboek te raadplegen.

AANPASSEN VAN VOEDING BIJ METHODE 3

Bij deze methode is het aan te raden om de porties verspreid over de dag te verminderen. Ook kun je ervoor kiezen om dit maar bij één maaltijd te doen. Zorg er dus voor dat je een koolhydraten- of vetbron verwijdert, maar steeds je eiwitbronnen blijft eten.

Ik hoop dat je nu een duidelijk beeld hebt gekrekgen van welke eetmethoden er zijn en hoe je je voeding dient aan te passen per methode.

REFEED / CHEAT DAYS

In eerste instantie klinkt een 'refeed' of 'cheat' day soms een beetje vreemd. Ook vinden veel mensen het klinken als iets leuks, in plaats van iets wat vetverlies bevordert. Maar een refeed/ cheat day heeft een zeer belangrijke plaats hierin. Dit heeft hoofdzakelijk te maken met je hormonen.

Leptine is een hormoon in je lichaam dat ervoor zorgt dat je hersenen een seintje krijgen dat je verzadigd bent. Dit hormoon reguleert honger en het gevoel van verzadigdheid. Wanneer je leptine waarden verminderen, neemt het hongergevoel toe. Verder zorgen lage leptine waardes er ook voor dat je metabolisme vertraagt. Het is algemeen bekend dat in een calorietekort, je leptine waardes afnemen. Vanwege dit feit pas je in My Shredded Lifestyle een refeed day toe.

Vetten hebben weinig effect op je leptine waardes. Koolhydraten daarentegen hebben het grootste effect op je leptine waardes. Daarom raad ik altijd aan om een 'refeed day' te hebben in plaats van een 'cheat day'. Deze termen worden vaak nog weleens met elkaar verward. Op een cheat day mag je alles eten wat je maar wil, wat natuurlijk erg leuk is. De minder leuke kant hiervan is dat het voedsel dat je dan consumeert vaak hoog in vetten is. Hiermee kun je niet alle voordelen behalen, die je met een refeed day wel hebt. Bij een refeed day ligt de focus op het eten van veel koolhydraten, terwijl je de vetten juist laag houdt.

Een refeed day geeft niet alleen het optimale effect in een toename van je leptine waardes, maar het zorgt er ook voor dat je lichaam minder snel vet opslaat. Dit komt doordat de koolhydraten niet of minder als vet opgeslagen zullen worden tijdens een refeed day, doordat je de vetinname laag houdt.

Op deze manier ben je in staat meer calorieën te eten, want je lichaam slaat tijdens een refeed day deze koolhydraten direct op als glycogeenvoorraad en niet als lichaamsvet/energiereserve. Bij een hoge vetinname is er echter een grotere kans dat een deel van deze koolhydraten wel opgeslagen zullen worden als lichaamsvet.

Dit betekent niet dat ik anti 'cheat days' ben, maar een refeed day is de meest effectieve manier om je doelen te behalen. Een bijkomend voordeel van een refeed of cheat day is de mentale break. Dit kan vaak belangrijk zijn tijdens een periode van vetverlies. Jij bepaalt zelf welke aanpak het beste bij jou past en welke jij vol kan houden op de lange termijn.

Hoe vaak heb je een refeed day nodig?
Hoe vaak je een refeed day nodig hebt, is afhankelijk van je lichaamsvetpercentage. Dit percentage kun je op meerdere manieren meten. Bij lagere vetpercentages is het belangrijk dat je je vetpercentage nauwkeurig meet. Ik adviseer dit te doen door een huidplooimeting. Dit kun je zelf doen of bij je sportschool laten doen. In onderstaande twee overzichten is aangegeven hoe vaak je een refeed day nodig hebt, gespecificeerd per lichaamsvetklasse en geslacht.

MANNEN	
> 20 % lichaamsvet	1 keer per maand
15 - 20 % lichaamsvet	1 keer per 2 weken
8 - 15 % lichaamsvet	1 keer per week
< 8 % lichaamsvet	2 keer per week

VROUWEN	
> 30 % lichaamsvet	1 keer per maand
25 - 30 % lichaamsvet	1 keer per 2 weken
15 - 25 % lichaamsvet	1 keer per week
< 15 % lichaamsvet	2 keer per week

Wat eet ik op een refeed day?

Tijdens een refeed day heb je een andere calorie- en macronutriëntendoelstelling dan normaal. Ik adviseer je het volgende:

DOELEN TIJDENS REFEED DAY	
Calorieën	15% boven je TDEE (berekend in stap 2, hoofdstuk 7)
Eiwitten	1,5 gram per kilogram lichaamsgewicht
Vetten	20 tot 40 gram
Koolhydraten	Rest van de calorieën (berekenen als in stap 4, hoofdstuk 7)

Welke voedingsbronnen kan ik consumeren?

Tijdens een refeed day ligt de focus hoofdzakelijk op koolhydraten. Let hierbij wel op dat er verschillende koolhydraten zijn. Zo wil je bijvoorbeeld fructose en suikers vermijden, aangezien deze minder invloed hebben op je leptine waardes dan andere koolhydraten. Je mag deze koolhydraten dus nemen, maar probeer deze suikers minimaal te houden. Enkele voedingsbronnen die mij vaak helpen bij een refeed day zijn:

- Cornflakes (ongezoet)
- Havermout
- Pasta
- Pannenkoek
- Wafel
- Rijst
- Popcorn
- Aardappel
- Zoete aardappel
- Brood
- Cracker
- Rijstwafel
- Kruidkoek
- Vetvrij snoep (bijvoorbeeld Haribo)
- Sorbetijs

Tijdens een refeed day, raad ik je aan om toch je macronutriënten te blijven tellen. Mocht je kiezen voor een cheat day, dan kun je deze ook blijven tellen. Zo blijf je bewust van de voeding en calorieën die je consumeert. Het risico van een cheat day is meestal dat er geen limieten gekend zijn. De ene persoon eet tijdens een cheat day misschien wel 3.500 kcal, terwijl een ander persoon makkelijk 8.000 kcal consumeert. De persoon die 8.000 kcal heeft geconsumeerd, zal hoogstwaarschijnlijk geen vet verliezen, omdat hij niet in zijn wekelijkse calorietekort zit. Houd dus altijd rekening met wat je inneemt en eet met mate op de manier zoals je het in dit hoofdstuk hebt berekend.

Persoonlijk gebruik ik een combinatie van geplande refeed days en cheat days. Als ik bijvoorbeeld een verjaardag heb, maak ik er een cheat day van. Ik zal op zo een dag vaak alsnog periodiek vasten en mijn meeste calorieën opsparen voor in de avond. Zo weet ik dat ik een hoop kan 'cheaten' en mijn calorie-inname nog steeds redelijk kan beheersen.

GEBRUIK VAN ALCOHOL EN MYSL

Een vraag die mij vaak in de praktijk wordt gesteld, is of je nog alcohol mag drinken tijdens My Shredded Lifestyle of tijdens het behalen van fitnessdoelen. Als je kijkt naar wat fitnessgoeroes en/of personal trainers vertellen, mag je dit absoluut niet omdat alcohol je prestaties of resultaten zouden verminderen. Maar....... net zoals de rest van dit boek kijk ik liever naar wat de wetenschap zegt en wat ik uit persoonlijke ervaring heb meegemaakt.

Ik merk dat alcohol vaak binnen de sector in de doofpot wordt gestopt en er weinig personen zijn die toegeven dat ze weleens alcohol drinken. Ik ben hier persoonlijk compleet transparant in. Regelmatig drink ik alcohol op een feestje of wanneer ik uitga. Ik heb een manier gevonden, waardoor ik alcohol kan drinken, maar toch resultaat kan blijven behalen. Het is uiteraard niet volledig 'optimaal' om af en toe alcohol te drinken, maar zoals ik eerder heb vermeld: het draait om de rode draad en dat jij deze levensstijl kunt blijven volgen (ook op de lange termijn). Als alcohol een deel uitmaakt van jouw huidige levensstijl, hoef je dit zeker niet op te geven tijdens deze nieuwe levensstijl. Het enige waar je rekening mee dient te houden, is het aanpassen van je eetpatroon op de dagen wanneer je alcohol drinkt.

Zoals eerder vermeld in dit boek, zijn er 3 macronutriënten die calorieën bevatten, namelijk eiwitten, vetten en koolhydraten. Naast deze 3 is er nog een ander macronutriënt en dat is alcohol. Eiwitten, vetten en koolhydraten zijn essentiële macronutriënten die een bijdrage leveren aan je lichaam. Alcohol is een macronutriënt dat wel calorieën bevat, maar verder geen enkele (positieve) functie bijdraagt aan jouw lichaam. Het kan dus gezien worden als 'verspilde calorieën'. 1 gram alcohol bevat ongeveer 7 calorieën. Je dient je ervan bewust te zijn dat deze calorieën meetellen in je dagelijkse calorieëndoel.

Het doel van My Shredded Lifestyle is hoofdzakelijk om vet te verliezen, maar ook om de kwaliteit van je leven te verbeteren. Bij het verliezen van vet is het belangrijk om in een calorietekort te zitten. Als jij je dagelijks voedingspatroon volgt zoals je dit normaal doet en daarbovenop alcohol gaat drinken, zal je in een calorieoverschot komen. Ons doel tijdens het drinken van alcohol is dus om te zorgen dat dit niet zal gebeuren. Om dit te bereiken, kun je alle calorieën van alle drankjes gaan tellen, maar persoonlijk ben ik hier geen voorstander van. Alcohol drink je vaak tijdens een feestje of tijdens sociale gebeurtenissen, waarin je geen zin hebt om constant de macro's van de drankjes bij te houden in een app. Ik raad dus de volgende aanpak aan:

Gebruik de aanpak van 'periodiek vasten', zoals deze al eerder in dit boek is uitgelegd. Probeer op de dag dat je alcohol drinkt, de vastenperiode iets uit te rekken. Probeer iets langer te vasten. Zo houd je meer calorieën over voor in de avond. Alcohol bevat calorieën en deze zullen we dus van een andere macronutriënt moeten aftrekken. Voor het behouden van je spieren, willen we de eiwitinname ongewijzigd houden of zelfs iets verhogen op deze dag. Dit zorgt namelijk voor een verzadigd gevoel. De vetten en koolhydraten gaan we op een dag met alcoholgebruik verminderen. Dit doen we om zo meer ruimte te maken voor de calorieën uit alcohol. Het schema dat ik aanhoud tijdens een dag met alcohol ziet er als volgt uit:

- 15:00-16:00 uur: Eerste maaltijd. Eet een portie eiwitten (kip, vis, biefstuk et cetera) in combinatie met veel groentes. De combinatie van eiwitten en groentes houdt je verzadigd, wat ervoor zorgt dat je de hele dag kunt doorkomen zonder een hongergevoel te hebben.

- Herhaal dit type maaltijd (eiwitten en groenten) voor nog 2-3 maaltijden voordat je alcohol gaat drinken. Dit kan bijvoorbeeld ook door eiwitrijke voeding te eten in de vorm van magere kwark of Skyr. Maar zorg dat het voedsel een goed verzadigd gevoel geeft.

- Voer op deze dag een workout uit.

- Je mag deze dag 1 keer koolhydraten eten en dat is de maaltijd na je workout. Dit is dus afhankelijk van op welk tijdstip je die dag traint.

- Je houdt nu een grote caloriebuffer over die je kunt gebruiken om alcohol te drinken, zonder dat je in een calorieoverschot terecht komt. Als je de vetten/koolhydraten compleet door de dag heen (behalve na de workout) geschrapt hebt, creëer je ook nog wat ruimte over voor je macronutriënten. Bij de ene persoon zal dit meer zijn dan bij de andere, wat uiteraard afhankelijk is van je verbranding. Praktisch gezien zou je dus nog ander voedsel of snacks kunnen eten, aangezien je genoeg calorieën hebt overgehouden. Wel dien je ook bij het eten van ander voedsel en snacks er rekening mee te houden dat je dit met mate doet.

- Na een dag waarin je alcohol hebt gedronken, raad ik je aan om een dag rust te nemen. Daarom kies ik er altijd voor om op een dag waarin ik alcohol drink te trainen. Hiermee ga je het beste om met deze situatie.

Welke alcoholische dranken raad ik aan?
Als je naar de calorie-inname kijkt, is het belangrijk om er bewust van te zijn dat je niet zomaar alle alcohol kunt drinken. Alcohol zelf bevat 7 kcal per gram, maar veel alcoholische dranken zijn gemixt met suikers en andere producten waar veel calorieën en suikers in zitten. Daarom raad ik ook niet aan om alcoholische dranken, zoals bier, wijn en kant-en-klare mixdranken te drinken. Als je in de avond een biertje of wijntje wil drinken, is dit prima en geen enkel probleem! Hypothetisch gaat het in dit hoofdstuk om een avond waarop je redelijk wat drankjes zult nuttigen. Wanneer je meer dan drie drankjes wil nemen, raad ik aan om voor sterkedrank te kiezen. Sterkedrank bevat, bijna altijd, pure alcohol.

Je hoeft deze drankjes niet puur te drinken, maar het is van belang dat je het alleen met light-frisdrank mixt (die geen calorieën bevatten) of met bijvoorbeeld spa-rood. Een glas cola bevat namelijk 85 kilocalorieën en deze zullen worden opgeteld bij de calorieën van de alcohol waar je het mee mixt. Kies daarom altijd voor een 'zero' of 'light' versie en controleer op het label of het ook daadwerkelijk geen calorieën bevat.

Enkele drankjes die ik graag drink en perfect in My Shredded Lifestyle passen, zijn:

- Bacardi – Cola Zero
- Bacardi – Cystal Clear
- Captain Morgan – Cola Zero
- Vodka – Spa Rood
- Vodka – Crystal Clear

Voor mij en vele anderen is dit de meest ideale aanpak die ervoor zorgt dat alcohol drinken niet te veel effect heeft op jouw fitnessdoelen. Zoals ik eerder zei, het is zeker niet 'optimaal', maar je zult nog steeds geweldige resultaten kunnen behalen. Doe dit wel met mate. Persoonlijk drink ik zo'n twee keer per maand alcohol met deze aanpak.

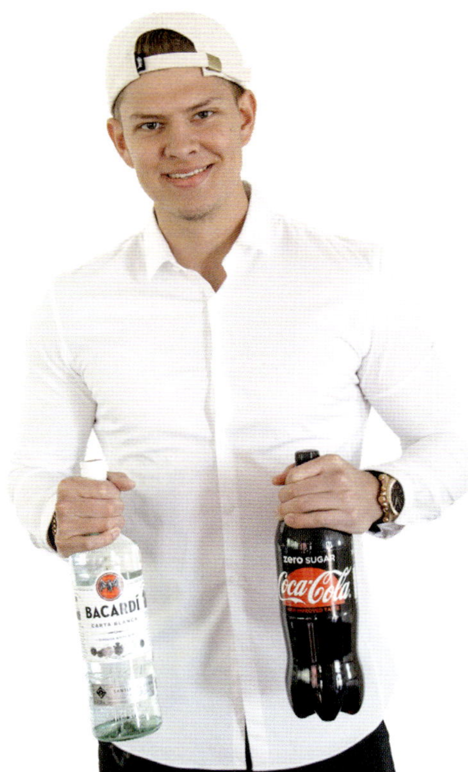

EETSCHEMA'S

Ik heb de voorbeeld eetschema's al enkele keren benoemd in het vorige hoofdstuk. Deze eetschema's zijn voor een specifiek persoon met een bepaalde voedingsbehoefte. Let dus op dat je jouw schema altijd aanpast naar jouw behoefte en doelen, zoals je deze in hoofdstuk 7 hebt berekend. Ik heb enkele voorbeeld eetschema's opgesteld voor zowel mannen, als vrouwen. Bij deze eetschema's zijn telkens de totale calorieën, eiwitten, vetten en koolhydraten voor de hele dag benoemd. Ook zijn er voorbeeldtijdstippen bij de maaltijden benoemd. Deze tijdstippen kun je uiteraard aanpassen, mits je je vastenperiode blijft behouden.

In dit eetschema zijn ook enkele gerechten gebruikt. Hoe je deze gerechten lekker en eenvoudig kunt maken, wordt met behulp van recepten uitgelegd.

VOORBEELD EETSCHEMA'S

MANNEN

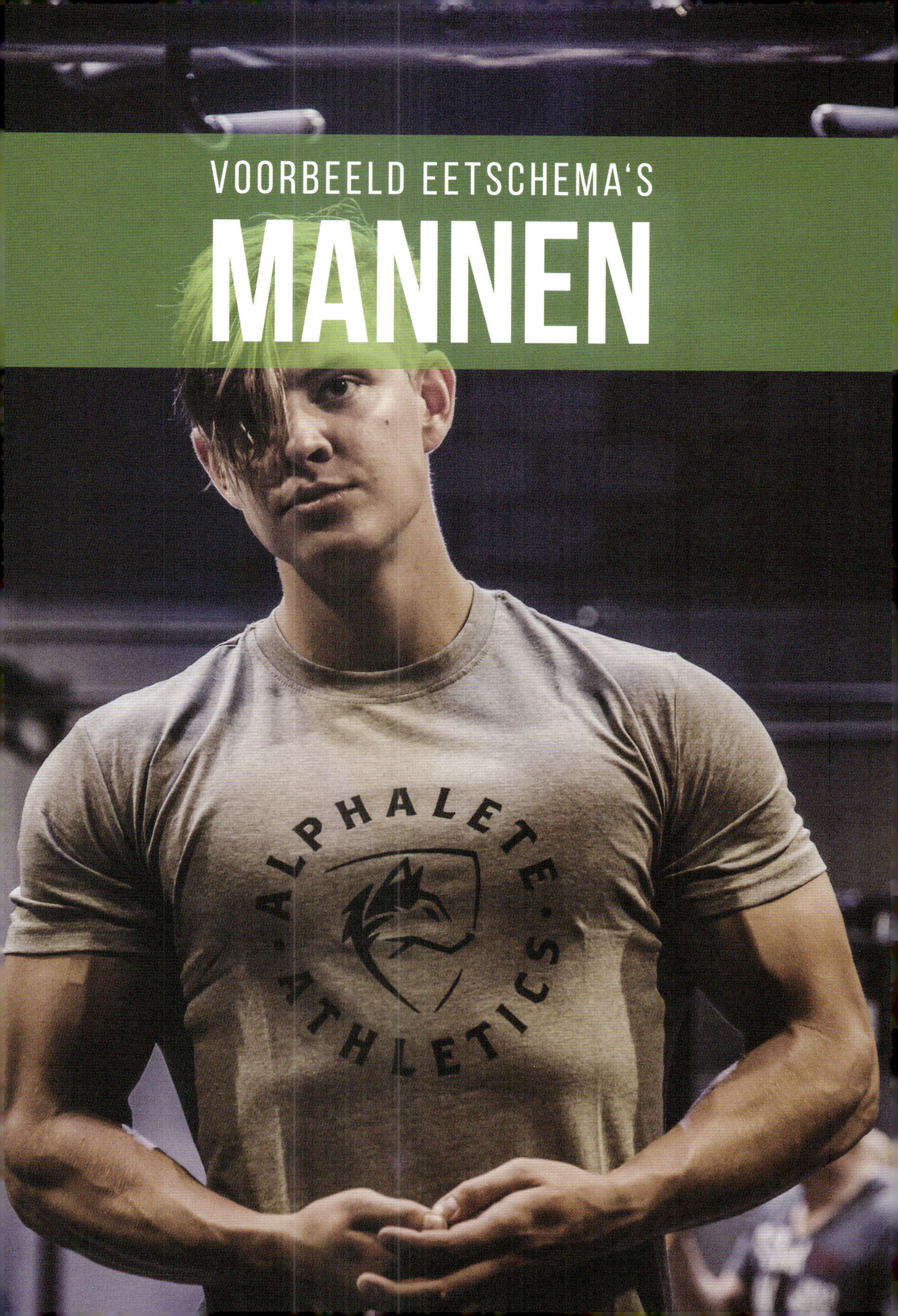

VOORBEELDEETSCHEMA MAN 1

DOELEN MAN 1	
Totale calorieëndoel	2465 kcal
Eiwitten	170 gram
Vetten	65 gram
Koolhydraten	300 gram

PRODUCT	HOEVEELHEID	EENHEID
MAALTIJD 1 (14:00 uur)		
Havermout	100	gram
Amandelmelk (ongezoet)	300	mililiter
Pindakaas	20	gram
Cacao-poeder	5	gram
Stevia	naar smaak	
Bosbessen	75	gram
Calorieën	585	kcal
Eiwitten	18	gram
Vetten	25	gram
Koolhydraten	72	gram

MAALTIJD 2 (17:00 uur)		
Kipfilet	150	gram
Olijfolie	2,5	gram
Penne (pasta)	100	gram
Groene pesto	20	gram
Cherry Tomaten	100	gram
Calorieën	654	kcal
Eiwitten	47	gram
Vetten	18	gram
Koolhydraten	76	gram

MAALTIJD 3 (20:00 uur)		
Runderbiefstuk	140	gram
Aardappelschijfjes	300	gram
Olijfolie	2,5	gram
Wokgroentes	250	gram
Tomatenketchup	20	gram
Snelle Jelle Zero (kruidenkoek)	2	plakjes
Calorieën	637	kcal
Eiwitten	44	gram
Vetten	9	gram
Koolhydraten	95	gram

MAALTIJD 4 (22:00 uur)		
Magere Franse Kwark	500	gram
Whey Proteïne (met water)	20	gram
Banaan	1	hele
Pure Chocolade (>85%)	20	gram
Calorieën	589	kcal
Eiwitten	61	gram
Vetten	13	gram
Koolhydraten	57	gram

VOORBEELDEETSCHEMA MAN 2

DOELEN MAN 2	
Totale calorieëndoel	2035 kcal
Eiwitten	160 gram
Vetten	55 gram
Koolhydraten	225 gram

PRODUCT	HOEVEELHEID	EENHEID
MAALTIJD 1 (14:00 uur)		
Havermout	60	gram
Amandelmelk (ongezoet)	200	mililiter
Pindakaas	20	gram
Cacao-poeder	5	gram
Stevia	naar smaak	
Bosbessen	75	gram
Calorieën	445	kcal
Eiwitten	14	gram
Vetten	21	gram
Koolhydraten	50	gram

MAALTIJD 2 (17:00 uur)		
Kipfilet	150	gram
Olijfolie	2,5	gram
Penne (pasta)	60	gram
Groene pesto	15	gram
Cherry Tomaten	100	gram
Calorieën	499	kcal
Eiwitten	43	gram
Vetten	15	gram
Koolhydraten	48	gram

MAALTIJD 3 (20:00 uur)		
Runderbiefstuk	140	gram
Aardappelschijfjes	300	gram
Olijfolie	2,5	gram
Wokgroentes	250	gram
Tomatenketchup	20	gram
Snelle Jelle Zero (kruidenkoek)	1	plak
Calorieën	502	kcal
Eiwitten	42	gram
Vetten	6	gram
Koolhydraten	70	gram

MAALTIJD 4 (22:00 uur)		
Magere Franse Kwark	500	gram
Whey Proteïne (met water)	20	gram
Banaan	1	hele
Pure Chocolade (>85%)	20	gram
Calorieën	589	kcal
Eiwitten	61	gram
Vetten	13	gram
Koolhydraten	57	gram

VOORBEELD EETSCHEMA'S

VROUWEN

VOORBEELDEETSCHEMA VROUW 1

DOELEN VROUW 1	
Totale calorieëndoel	1665 kcal
Eiwitten	100 gram
Vetten	45 gram
Koolhydraten	215 gram

PRODUCT	HOEVEELHEID	EENHEID
MAALTIJD 1 (13:00 uur)		
Havermout	60	gram
Amandelmelk (ongezoet)	200	mililiter
Aardbeien	100	gram
Cacao-poeder	5	gram
Stevia	naar smaak	
Kaneel	naar smaak	
Ei	1	stuk
Ei-eiwit	2	stuks
Visolie tablet	1	portie
Multivitamines	1	portie

Vitamine D3	1	portie
Calorieën	415	kcal
Eiwitten	24	gram
Vetten	15	gram
Koolhydraten	46	gram

MAALTIJD 2 (16:30 uur)		
Kipfilet	100	gram
Olijfolie	2,5	gram
Penne (pasta)	60	gram
Groene pesto	15	gram
Cherry Tomaten	100	gram
Calorieën	446	kcal
Eiwitten	32	gram
Vetten	14	gram
Koolhydraten	48	gram

MAALTIJD 3 (19:00 uur)		
Appel	1	hele
Volkoren boterham	3	sneetjes
Kipfilet (broodbeleg)	3	plakjes

Avocado	50	gram
Calorieën	454	kcal
Eiwitten	16	gram
Vetten	14	gram
Koolhydraten	66	gram

MAALTIJD 4 (21:00 uur)		
Zoete aardappel	200	gram
Kipfilet	100	gram
Sla	1	normale portie
Komkommer	20	normale portie
Sladressing	15	ml
Calorieën	350	kcal
Eiwitten	28	gram
Vetten	2	gram
Koolhydraten	55	gram

VOORBEELDEETSCHEMA VROUW 2

DOELEN VROUW 2	
Totale calorieëndoel	1345 kcal
Eiwitten	90 gram
Vetten	45 gram
Koolhydraten	145 gram

PRODUCT	HOEVEELHEID	EENHEID
MAALTIJD 1 (13:00 uur)		
Havermout	60	gram
Amandelmelk (ongezoet)	200	mililiter
Aardbeien	100	gram
Cacao-poeder	5	gram
Stevia	naar smaak	
Kaneel	naar smaak	
Ei	1	stuk
Ei-eiwit	3	stuks
Calorieën	440	kcal
Eiwitten	28	gram
Vetten	16	gram
Koolhydraten	46	gram

MAALTIJD 2 (16:30 uur)		
Kipfilet	175	gram
Olijfolie	2,5	gram
Penne (pasta)	60	gram
Groene pesto	20	gram
Cherry Tomaten	100	gram
Calorieën	523	kcal
Eiwitten	49	gram
Vetten	15	gram
Koolhydraten	48	gram

MAALTIJD 3 (19:00 uur)		
Appel	1	hele
Volkoren boterham	2	sneetjes
Kipfilet (broodbeleg)	2	plakjes
Avocado	50	gram
Calorieën	382	kcal
Eiwitten	13	gram
Vetten	14	gram
Koolhydraten	51	gram

RECEPTEN

“ In de voorbeeld eetschema's zijn er enkele ingrediënten benoemd. Met deze ingrediënten kun je heerlijke maaltijden of gerechten maken. Om jou te helpen heb ik de recepten van deze gerechten in dit hoofdstuk toegevoegd

MYSL OATS

Ingredienten:

- Oats / havermout
- Amandelmelk (ongezoet)
- Diepgevroren bosbessen
- (optioneel) Aardbeien
- Pindakaas
- Cacao-poeder
- Stevia (optioneel)

Bereidingswijze:

Om deze oats te bereiden mix ik altijd eerst de havermout met de cacao-poeder. Op deze manier krijg je geen klontjes. Vervolgens voeg je de amandelmelk toe. Deze roer je dan tot een papje. Vervolgens stop je de oats voor ongeveer 1 minuut in de magnetron. Daarna kun je de pindakaas en de diepgevroren bosbessen toevoegen. Deze ontdooien snel als je deze door de warme oats roert. Vervolgens kun je ervoor kiezen om ook nog wat stevia toe te voegen. Dit is niet per se nodig en is dus een kwestie van smaak. Deze oats zijn eenvoudig te maken en zijn ook nog eens gezond en lekker. Mocht je op een dag niet genoeg eiwitten binnenkrijgen, dan kun je ook eiwitpoeder toevoegen om wat extra eiwitten en smaak te krijgen.

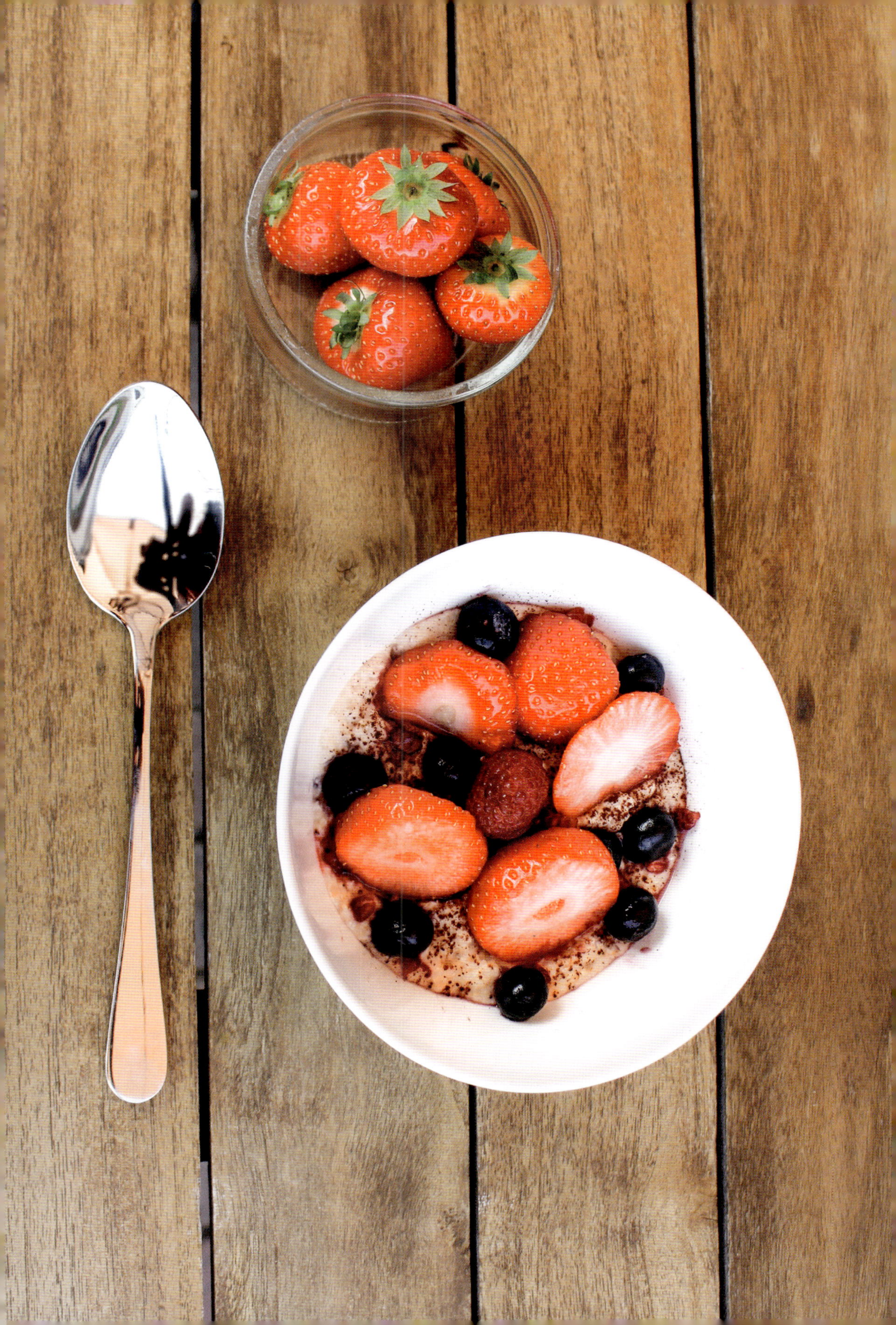

OMELET

Ingredienten:

- Eieren
- Peper
- Zout
- Olijfolie

Bereidingswijze:

Deze omelet is zeer simpel, maar erg lekker en gezond. Gebruik de gewenste hoeveelheid eieren, afgestemd op jouw doelen en voeg wat peper toe. Vervolgens klop je het geheel tot een luchtig mengsel. Verhit een pan en bak het ei met een beetje olijfolie. Je kunt zout toevoegen, maar gebruik hier niet te veel van.

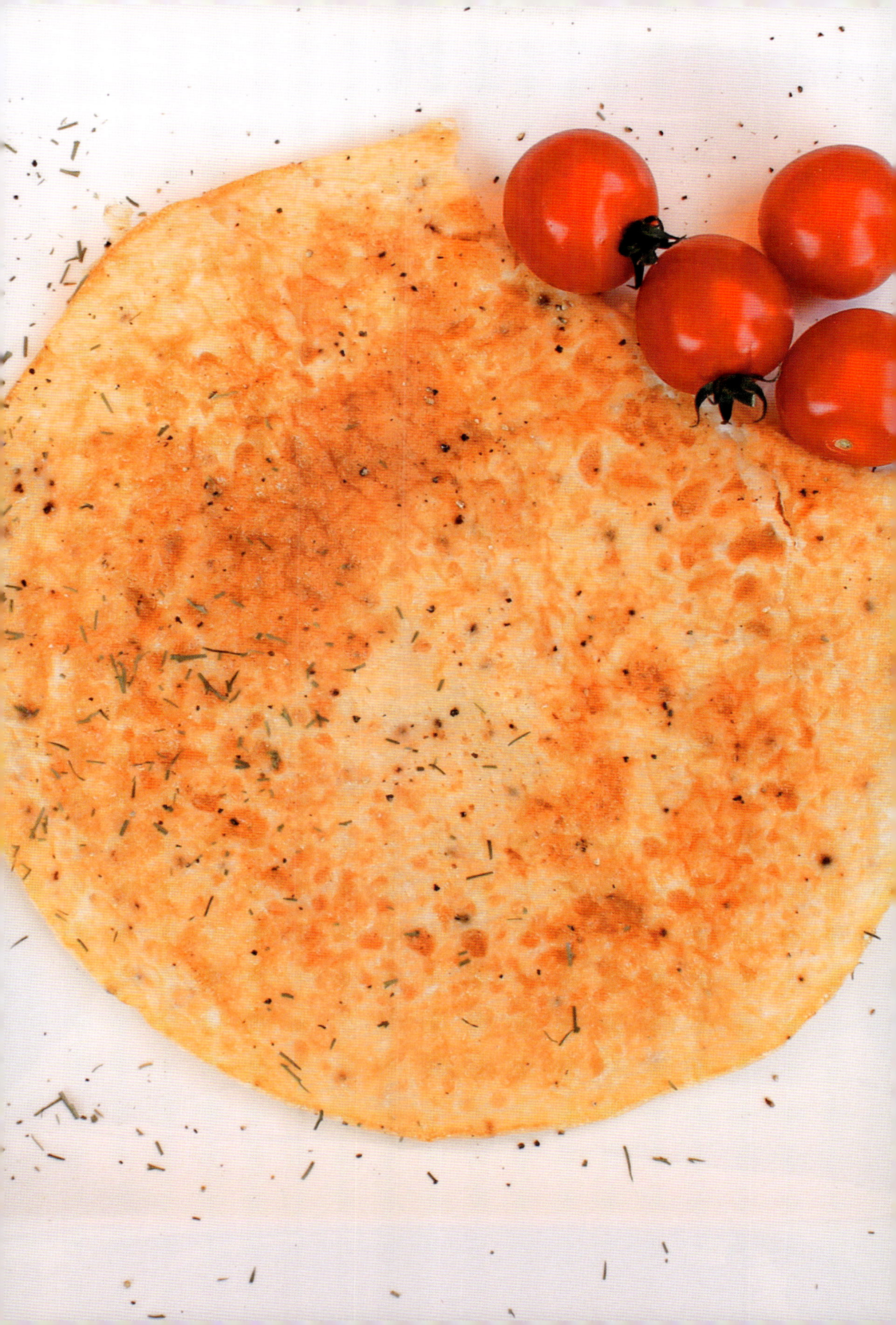

ITLIAANSE KIP MET PENNE

Ingredienten:

- Penne of een andere pastasoort
- Kipfilet
- Groene pesto
- Cherry tomaten
- Olijfolie (optioneel)

Bereidingswijze:

Dit gerecht is lekker en ook nog eens eenvoudig te maken. Als eerste vul je een ketel met water. Breng dit water vervolgens aan de kook. In de tussentijd kun je de cherry tomaten al wassen. Wanneer het water kookt, voeg je de penne of andere pasta toe. Vervolgens bak je in een andere pan de kip gaar met een beetje olijfolie. Mocht je wat vetten willen schrappen, of vind je gegrilde kip lekker, dan kun je de kip ook zonder olijfolie op een grillplaat bereiden. Nadat de pasta klaar is met koken, kun je het water afgieten. Voeg vervolgens de groene pesto toe en roer de pasta goed onder elkaar. Vervolgens kun je de pasta op je bord scheppen en voeg je de kip en cherry tomaten toe.

Buon appetito!

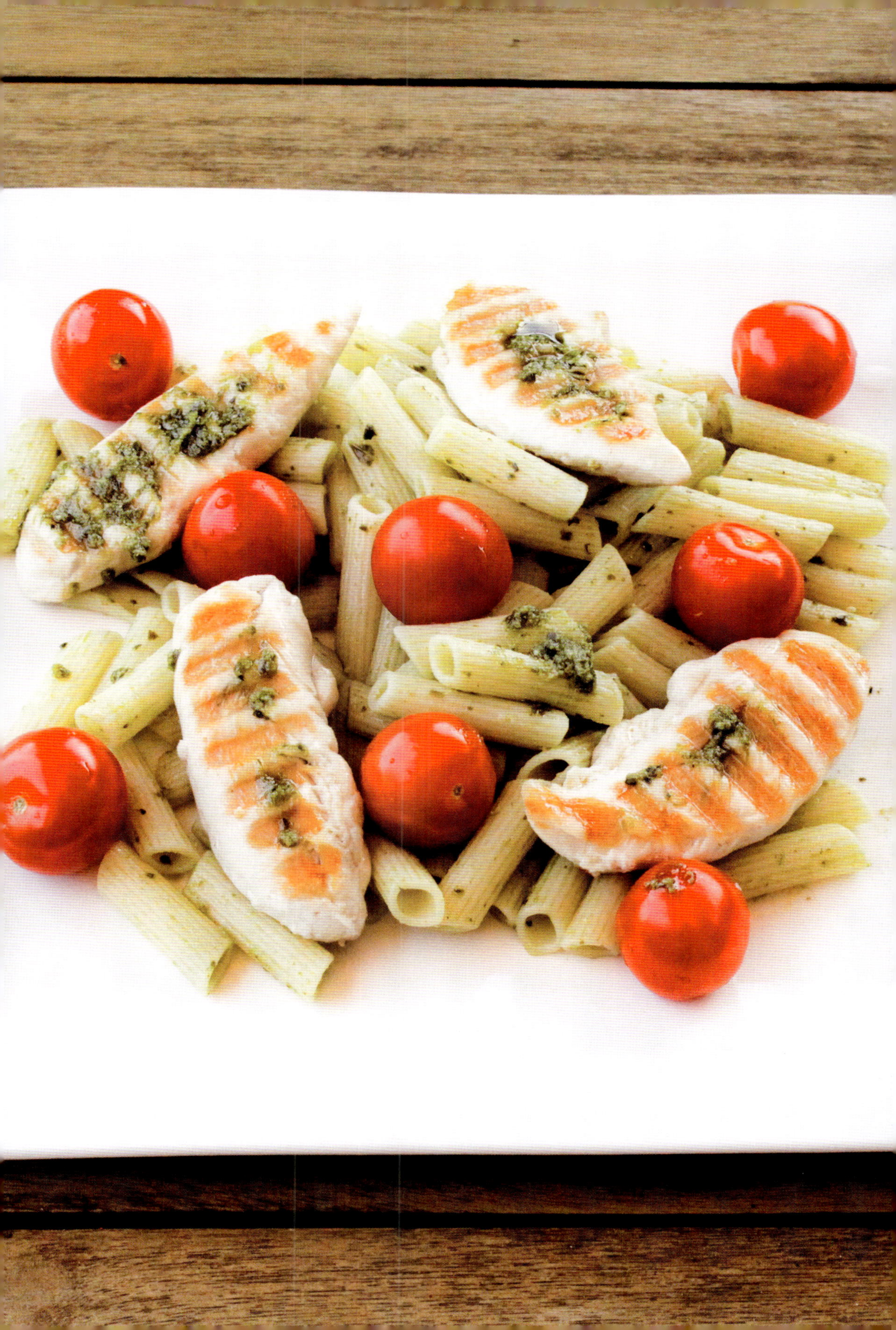

MYSL BIEFSTUK

Ingredienten:

- Runderbiefstuk
- Olijfolie
- Aardappelschijfjes
- Wokgroenten
- Tomatenketchup (optioneel)
- Peper (optioneel)

Bereidingswijze:

Deze maaltijd bevat voldoende eiwitten en koolhydraten en is een heerlijke traktatie voor jezelf. Bij dit gerecht kun je het beste als eerste de aardappelschijfjes op een ovenschaal of ovenplaat verspreiden en vervolgens in de oven bakken op 185 °C voor ongeveer 10-12 minuten. Tussentijds kun je ze af en toe omdraaien om ze aan beide kanten goudbruin en knapperig te krijgen. Nu je de aardappelschijfjes in de oven hebt, kun je de wokgroenten rustig bakkken in een (wok)pan met een klein beetje olijfolie. Wanneer de wokgroenten en de aardappelschijfjes bijna gaar zijn, bak je de biefstuk. Ook hier gebruik je weer olijfolie. De biefstuk kun je bakken naar jouw persoonlijke wens (medium of doorbakken), Een beetje peper naar smaak is mogelijk. Als je van saus houdt, raad ik je aan om tomatenketchup te nemen. Gebruik dan wel een variant die laag in suikers is.

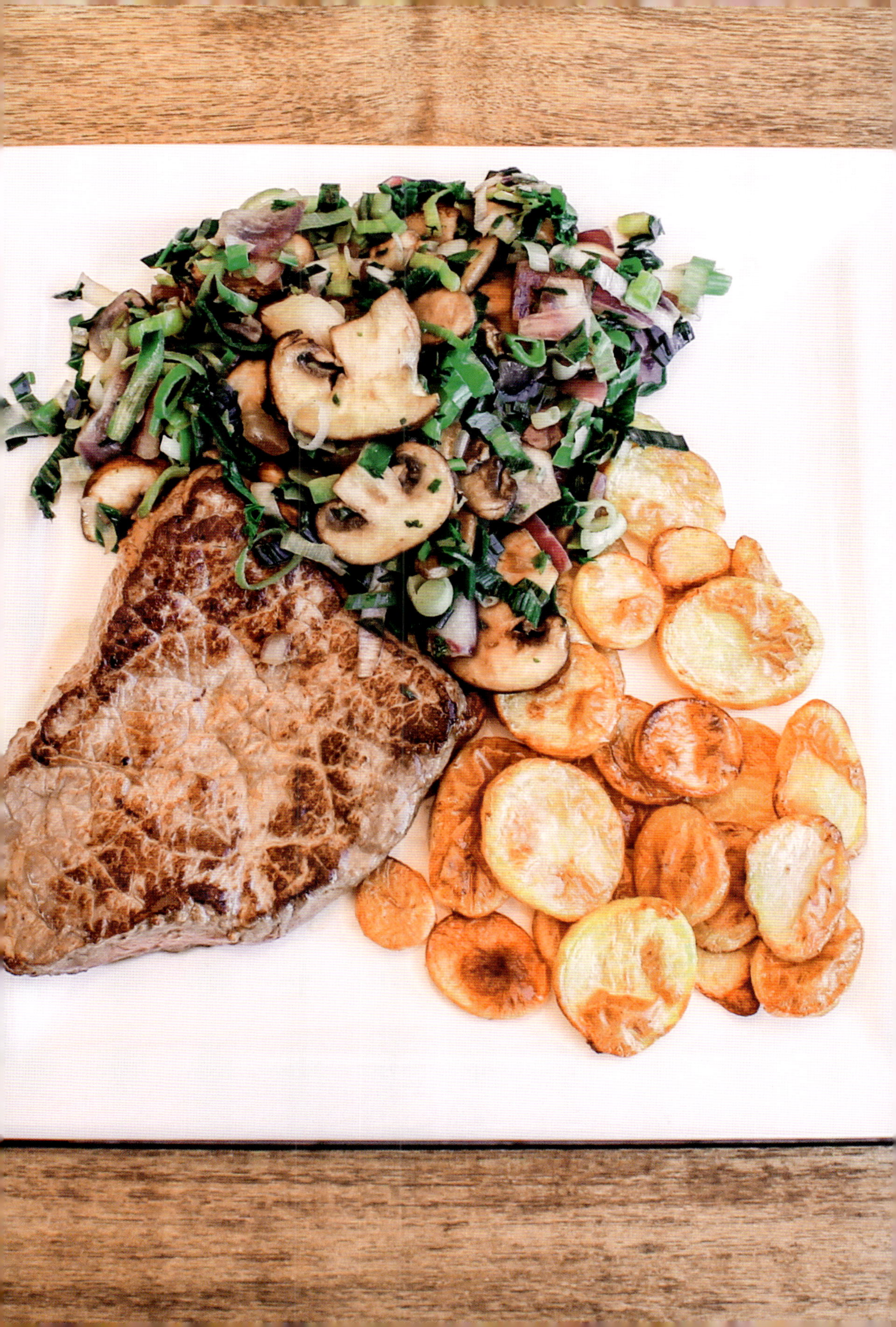

KIP-SALADE

Ingredienten:

- Kipfilet
- (gemengde) sla
- Komkommer
- Zoete aardappel
- Dressing

Bereidingswijze:

Deze salade is een pure verwennerij en geeft een goed verzadigd gevoel. Als eerste kun je het beste de zoete aardappel in stukjes snijden en op een bakplaat in de oven plaatsen. Doe dit op ongeveer 7-8 minuten op 165 °C. Vervolgens bak je ze nog eens 3-4 minuten af op 185 °C. Roer tussendoor nog eens een keer, om deze aan alle kanten gaar en knapperig te krijgen.

In de tussentijd kun je al starten met het bakken of grillen van de kip. Doe dit met een beetje olijfolie of bakspray. Je kunt de kip laten afkoelen of warm aan de sla toevoegen. Dit ligt eraan wat jij het lekkerst vindt.

Doe de sla in een kom en meng deze met de gesneden komkommer. Voeg vervolgens wat dressing toe naar smaak. Let wel op dat je een gezonde dressing neemt met niet al teveel suikers en onverzadigde vetten. Voeg als laatste de kip en zoete aardappel toe en smullen maar.

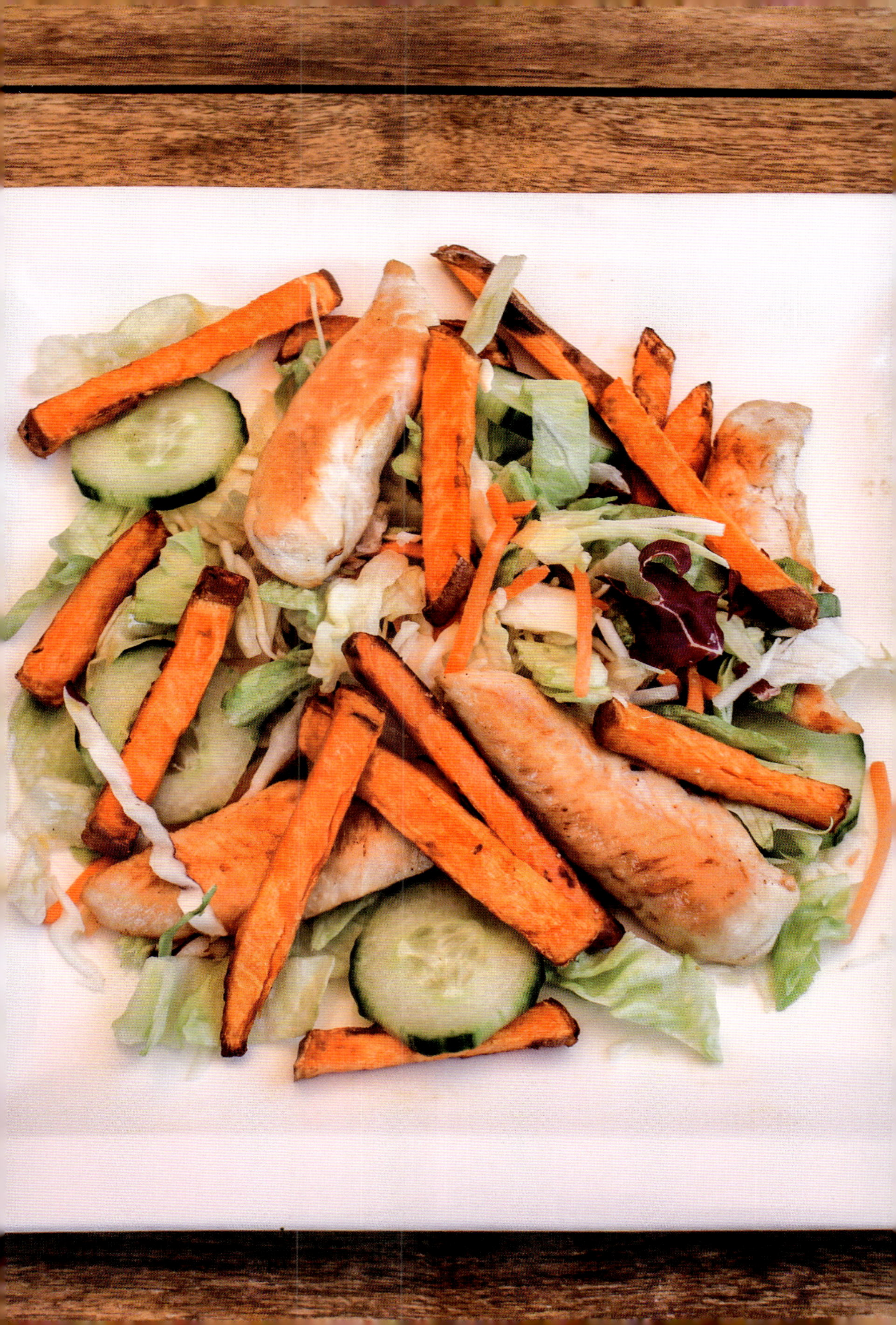

BOTERHAM KIP-AVOCADO

Ingredienten:

- Bruinbrood
- Avocado
- Kipfilet

Bereidingswijze:

Dit is een zeer gezond gerecht, wat in een handomdraai te bereiden is. Je hoeft alleen maar de avocado open te snijden en je gewenste hoeveelheid avocado te nemen. Vervolgens leg je een plakje kipfilet op je bruinbrood en smullen maar. Je kunt de kipfilet eventueel ook vervangen door kalkoenfilet.

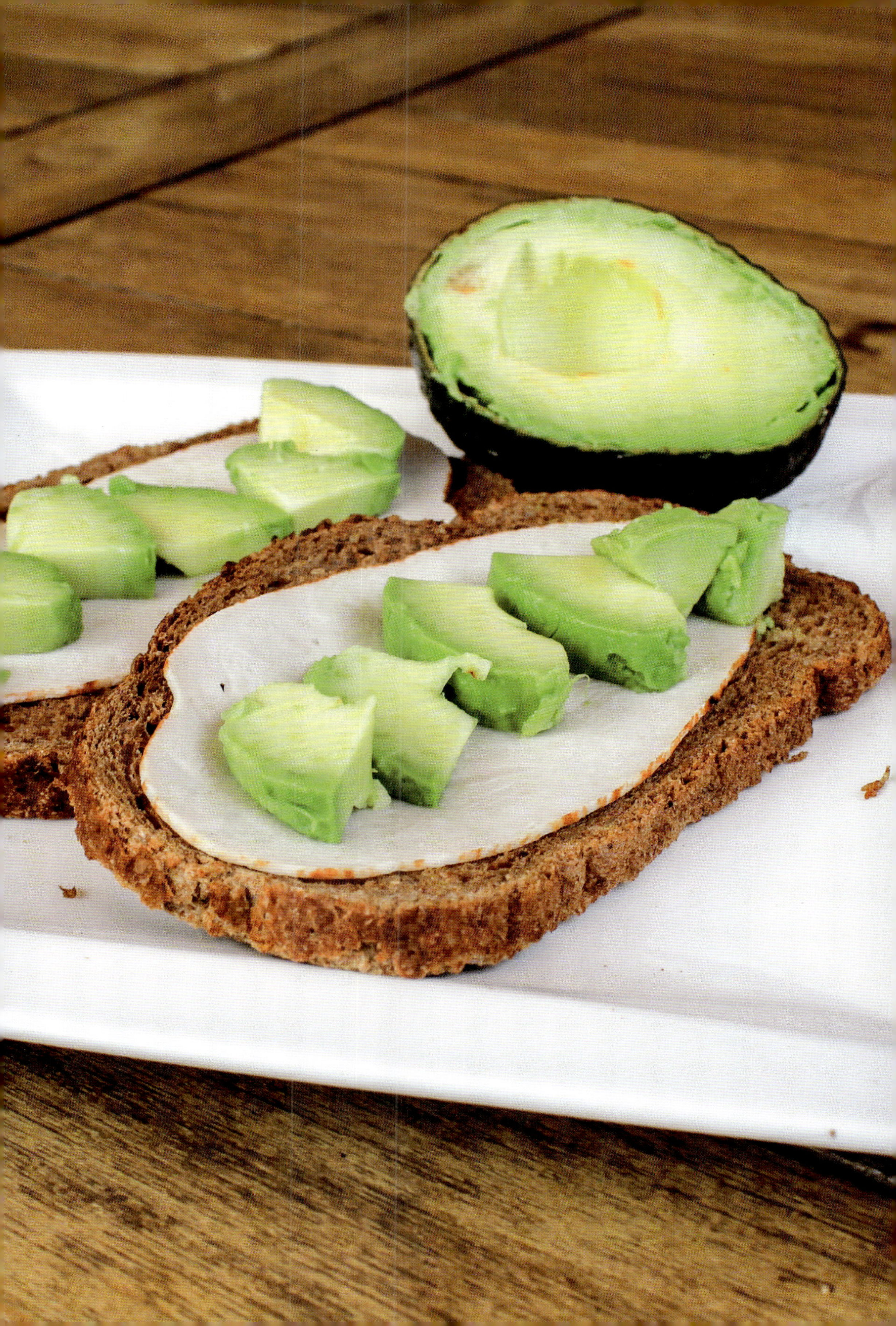

MYSL KWARK

Ingredienten:

- Magere Franse kwark
- Pure chocolade (minimaal 85%)
- Banaan
- Proteïne poeder

Bereidingswijze:

Meng als eerste de kwark met een schep proteïne poeder. Ik vind zelf een zoete smaak het lekkerst (bijv. vanille of banaan). Nadat je de kwark met proteïnepoeder hebt gemengd, voeg je de banaan toe samen met wat pure chocolade. Let op dat je de hoeveelheid chocolade en banaan afstemt op je macrodoel. Het zou bijvoorbeeld zonde zijn als je je macrodoelen overschrijdt door teveel chocolade.

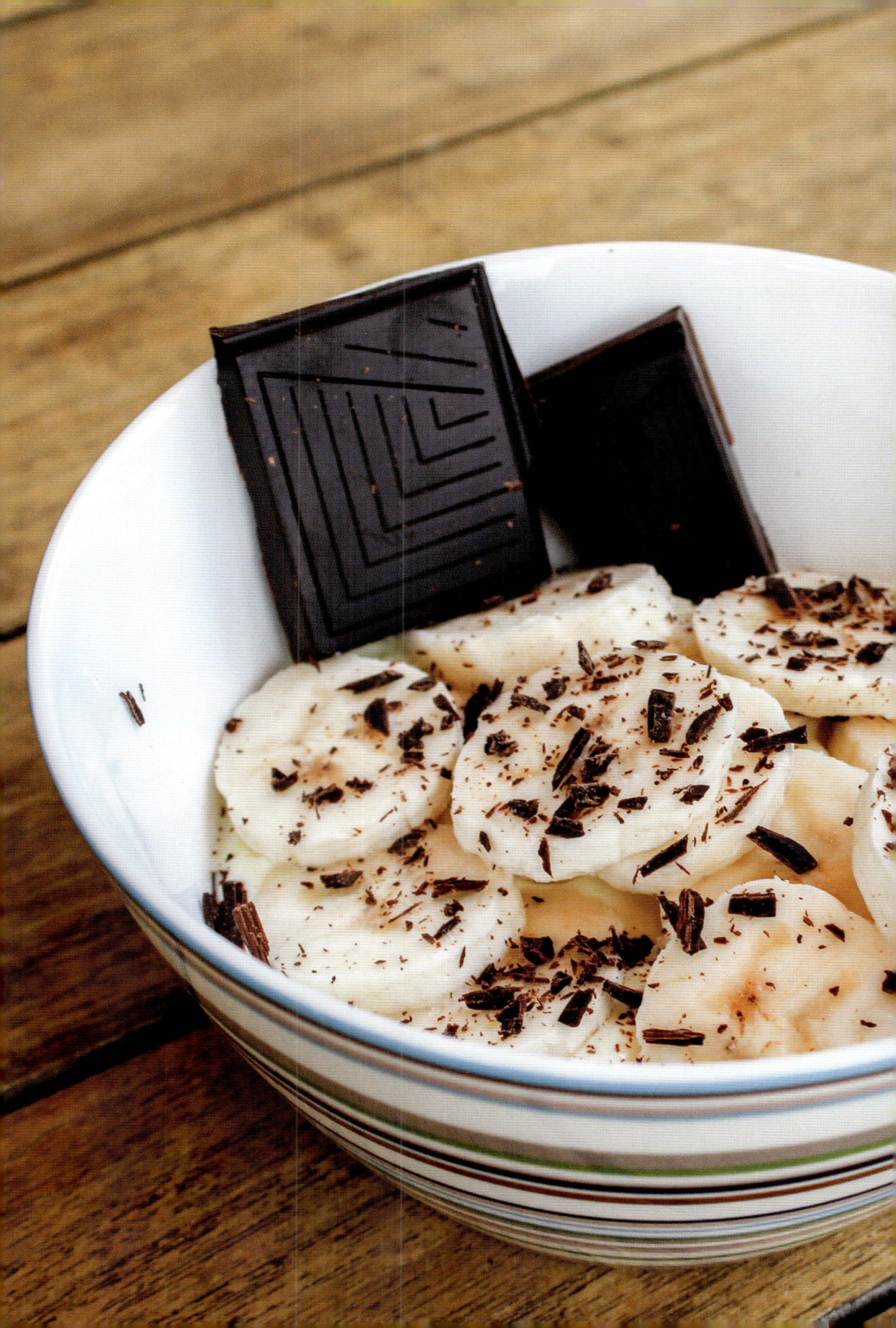

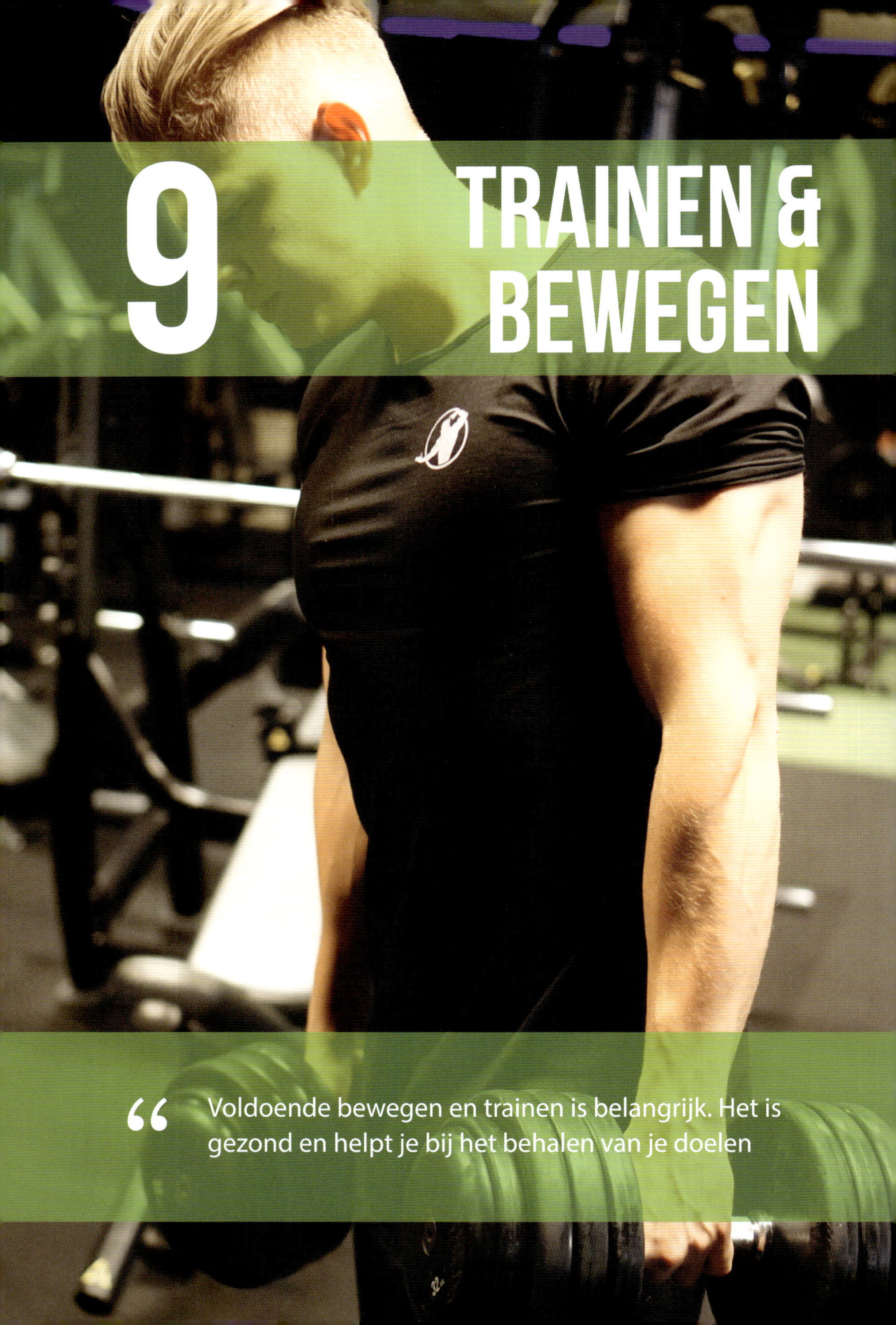

9 TRAINEN & BEWEGEN

“Voldoende bewegen en trainen is belangrijk. Het is gezond en helpt je bij het behalen van je doelen

Bij My Shredded Lifestyle is het ook belangrijk dat je voldoende beweegt en traint. Niet alleen om in een calorietekort te komen of te blijven, maar ook om je spiermassa te behouden en te vergroten. Bij My Shredded Lifestyle adviseer ik je om je calorie-inname altijd pas na de cardiosessie of krachttraining te doen. Het is namelijk zo dat je lichaam na een workout vaak beter in staat is om de voedingsstoffen op te nemen om spiermassa op te bouwen en te gebruiken voor het herstellen van je spieren. Wat ik eigenlijk hiermee probeer te zeggen, is dat je workouts zo moet plannen dat deze vóór een maaltijd vallen.

WORKOUT ADVIES

In dit boek heb ik enkele workoutschema's opgesteld, die voor een hele week te gebruiken zijn. Hierna kun je deze blijven gebruiken. Ik adviseer om licht in gewicht te beginnen, maar naarmate je je sterker voelt, kun je het gewicht verhogen. Zorg er eerst voor dat je de oefening goed beheerst en goed kunt uitvoeren. Een goed uitgevoerde oefening is vaak belangrijker dan een hoger gewicht. Ik heb schema's opgesteld voor 3 keer per week en 4 keer per week sporten. Ook heb ik onderscheid gemaakt voor mannen en vrouwen. Voor beginners adviseer ik om met het schema van 3 keer per week te starten, aangezien je lichaam voldoende rustmomenten nodig heeft om te herstellen. Je lichaam kan zelfs meer spiermassa opbouwen met 3 keer per week trainen, dan met 4 keer per week. Naarmate je vorderingen maakt, kun je ervoor kiezen om 4 keer per week te trainen. Dit is afhankelijk van hoe snel je lichaam in staat is om te herstellen. Het tijdstip waarop jij je workouts doet, maakt niet zoveel uit, als je het maar zo probeert te plannen dat je deze voor een eetmoment plant. Op deze manier ben je het beste in staat om op de meest effectieve manier vet te verbranden. Echter, ik probeer je te overtuigen van een nieuwe levensstijl. Ik heb het al vaker benoemd, maar deze moet voor de lange termijn uit te voeren zijn. Het is dus ook mogelijk om geen rekening te houden met het tijdstip van je workouts en je voedingsmoment. Het is mogelijk om in een vastenperiode de workouts uit te voeren, maar ook direct na een maaltijd. Ik adviseer je om te kijken naar wat voor jou het beste werkt en te realiseren is. Vet verliezen ga je sowieso.

CARDIO ADVIES

Zoals ik al eerder heb aangegeven, is het bij My Shredded Lifestyle belangrijk om in een calorietekort te zitten. Cardio is een handige tool om extra calorieën te verbranden. Vaak wordt aangenomen dat cardio direct vet verbrandt en noodzakelijk is om af te vallen. Echter, dit is niet het geval. Wat wel het geval is, is dat cardio calorieën verbrandt en kan helpen om in een calorietekort te komen. Je kunt namelijk zo veel cardio uitvoeren als je wil, maar wanneer jij nog steeds in een calorieoverschot zit, zal je niet afvallen.

Binnen My Shredded Lifestyle raad ik je aan om enige vorm van cardio uit te voeren. Naast het verbranden van calorieën heeft cardio vele andere gezondheidsvoordelen die ook van belang zijn bij deze levensstijl. Over het algemeen raad ik aan om 2 tot 5 keer per week cardio te doen, wanneer je in de vetverliesfase zit. Houd er wel rekening mee dat je cardio altijd na een workout doet of minimaal 3 uur voor de workout. Het tijdstip van de dag maakt niet veel uit.

Bij My Shredded Lifestyle pas ik altijd de volgende twee manieren van cardio toe:

- *High Intensity Interval Training (HIIT)*; dit is een manier waarbij cardio-oefeningen in intervallen worden uitgevoerd. Het is een manier van cardio, waarbij er periodes zijn met een hoge intensiteit, opgevolgd door herstelperiodes (lagere intensiteit).
- *Low Intensity Steady State (LISS)*; dit is een manier waarbij cardio met een lage intensiteit, maar wel met een constante snelheid wordt uitgevoerd.

Je kunt zelf kiezen welk type cardio je wil doen. Ook is een combinatie mogelijk. Ik adviseer je om beide een keer uit te voeren en te kijken welke je het leukst vindt of het meest aangenaam vindt om uit te voeren. Verder raad ik aan om maximaal 3 keer per week HIIT-cardio te doen, omdat deze manier van cardio een hogere belasting heeft op je centrale zenuwstelsel aangezien je grote inspanningen verricht. Als je te vaak HIIT-cardio doet, kan dit een negatief effect hebben op je herstel, aangezien je ook nog krachttraining uitvoert bij My Shredded Lifestyle.

High Intensity Interval Training (HIIT)

- 5 minuten warm-up (wandelen)
- Sprinten voor 30 seconden (hoge intensiteit)
- Wandelen voor 1 minuut (herstelperiode)
- Herhaal dit 10 keer

Low Intensity Steady State (LISS)

- Ga op een loopband en zet hem op een helling (12-15%)
- Begin met 5 km per uur en doe dit voor 25 minuten
- Elke keer dat je LISS cardio doet, kun je de snelheid verhogen. Je begint dus met 5 km per uur, de volgende sessie kun je 5.2 km doen etc.
- Zorg ervoor dat je het voor de periode van 25 minuten vol kunt houden. Je kunt de 25 minuten ook langer maken, als je nog meer calorieën wilt verbranden.

Ik raad je aan om met minimale cardio te beginnen (2 keer per week) en dit in de loop van tijd langzaam op te bouwen. Zo gebruik je cardio eigenlijk als geheim wapen om vet te blijven verliezen, terwijl je de calorie-inname niet hoeft te verlagen (of verminderen). Mocht je agressief willen afvallen, dan raad ik aan om meteen te starten met veel cardio.

WORKOUT SCHEMA'S

In dit boek zijn er 2 soorten workout schema's opgesteld, namelijk voor 3 keer per week, en voor 4 keer per week sporten. Ook is er onderscheid gemaakt tussen mannen en vrouwen. Mocht je niet weten hoe een bepaalde oefening wordt uitgevoerd, dan kun je deze oefening eenvoudig opzoeken op bijvoorbeeld Google of Youtube.

WORKOUTSCHEMA'S

MANNEN

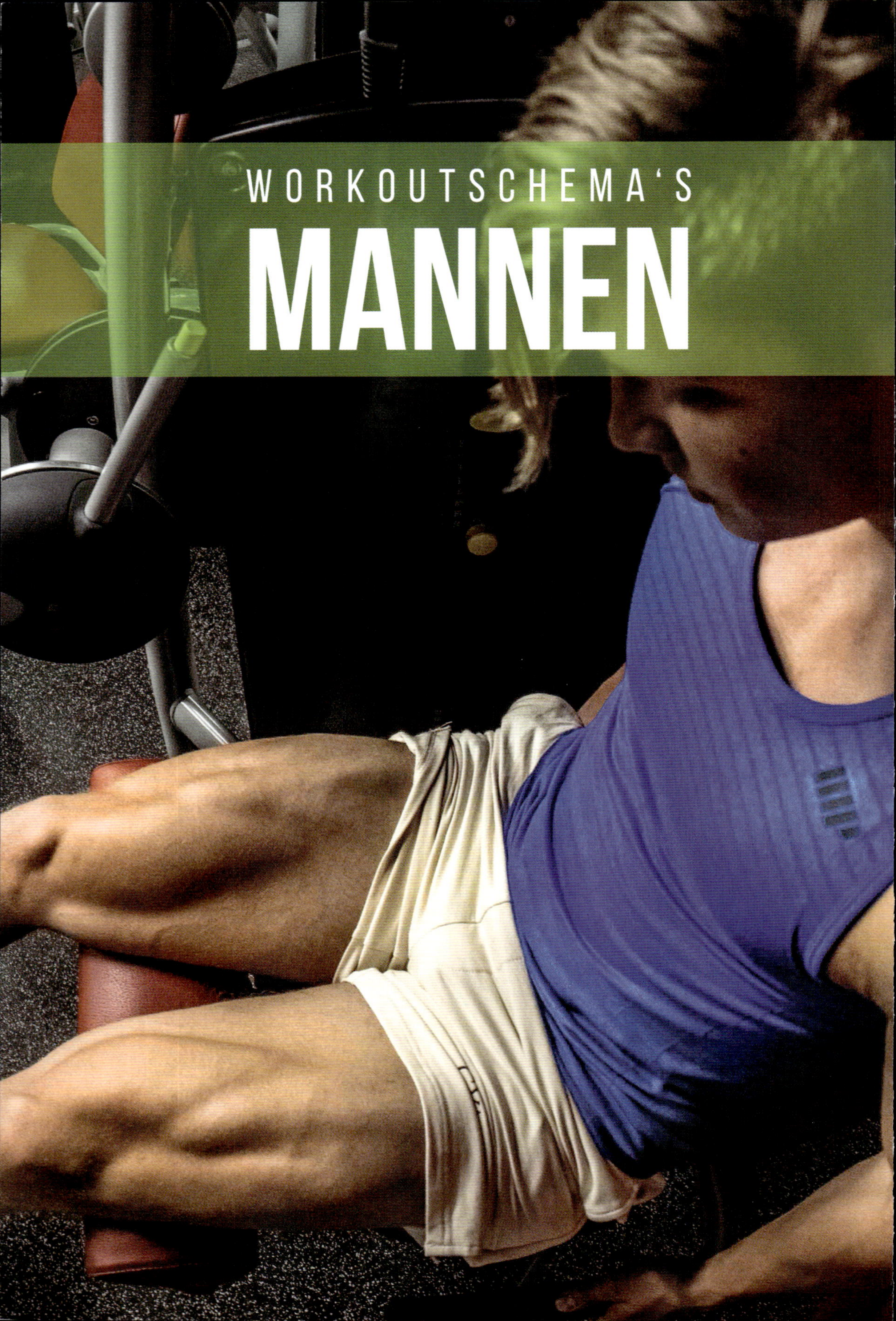

WORKOUT ROUTINE MAN 3X PER WEEK	
Maandag (dag 1)	Full body A
Dinsdag	rustdag
Woensdag (dag 2)	Full body B
Donderdag	rustdag
Vrijdag (dag 3)	Full body A
Zaterdag	rustdag
Zondag	rustdag
Maandag	Herhaal Full body B

FULL BODY A	Reps	Sets	Rust (min)
Squat	5	5	3
Deadlift	3-5	2	3
Bench press	5	5	3
Overhead press	5	3	3
Chin-ups	8	3	2
Close grip bench press	8	3	2
Rope crunch	10	5	1

FULL BODY B	Reps	Sets	Rust (min)
Squat	10	5	1,5 - 2
Incline bench press	10	5	1,5 - 2
Bent over row	10	5	1,5 - 2
Dumbbell seated overhead press	10	3	1 - 1,5
Tricep Pushdown	15	3	1 - 1,5
Incline dumbbell curls	15	3	1 - 1,5
Hyperextension (met gewicht)	15	3	1
Leg Lifts	15	5	1

WORKOUT ROUTINE MAN 4X PER WEEK	
Maandag (dag 1)	Push
Dinsdag (dag 2)	Pull
Woensdag (dag 3)	Benen + buikspieren
Donderdag	rustdag
Vrijdag (dag 4)	Full Body (power day)
Zaterdag	rustdag
Zondag	rustdag

PUSH **Borst, schouders, triceps**	**Reps**	**Sets**	**Rust (min)**
Flat dumbbell press	8	5	1,5 - 2
Incline bench press	8 - 12	2	1,5 - 2
Seated dumbbell military press	8 - 12	5	1,5 - 2
Cable fly	10 - 12	3	1,5 - 2
Side raises	8 - 12	3	1,5 - 2
Triceps pushdown	8 - 12	3	1,5 - 2
Overhead rope extension	8 - 12	5	1,5 - 2

PULL **Rug, traps, biceps**	**Reps**	**Sets**	**Rust (min)**
Barbell row	8	5	1,5 - 2
Reverse grip pulldown	8 - 12	2	1,5 - 2
Dumbbell row	8 - 12	5	1,5 - 2
Barbell shrugs	10 - 12	3	1,5 - 2
Face pull	8 - 12	3	1,5 - 2
Preacher curl (biceps curl)	8 - 12	3	1,5 - 2
Hammer curl (biceps dumbbell curl)	8 - 12	5	1,5 - 2

BENEN + BUIKSPIEREN	**Reps**	**Sets**	**Rust (min)**
Front squat	8	5	1,5 - 2
Lunges (eventueel met gewichten)	8 - 12	4	1,5 - 2
Stiff legged deadlift	10 - 12	4	1,5 - 2
Leg extension	10 - 12	4	1,5 - 2
Seated calf raises	20 - 30	6	1 - 2
Weighted knee lifts	10 - 15	5	1 - 2
Weighted crunches	10 - 15	5	1 - 2

FULLBODY POWERDAG	Reps	Sets	Rust (min)
Squat	8	5	3
Deadlift	8 - 12	2	3
Paused bench press (1 sec. op borst)	8 - 12	5	3
Weighted pull up	10 - 12	3	3
Overhead press	8 - 12	3	2
Barbell curl	8 - 12	3	2
Close grip barbell bench press	8 - 12	5	2
Weighted Plank	1 min	3	1

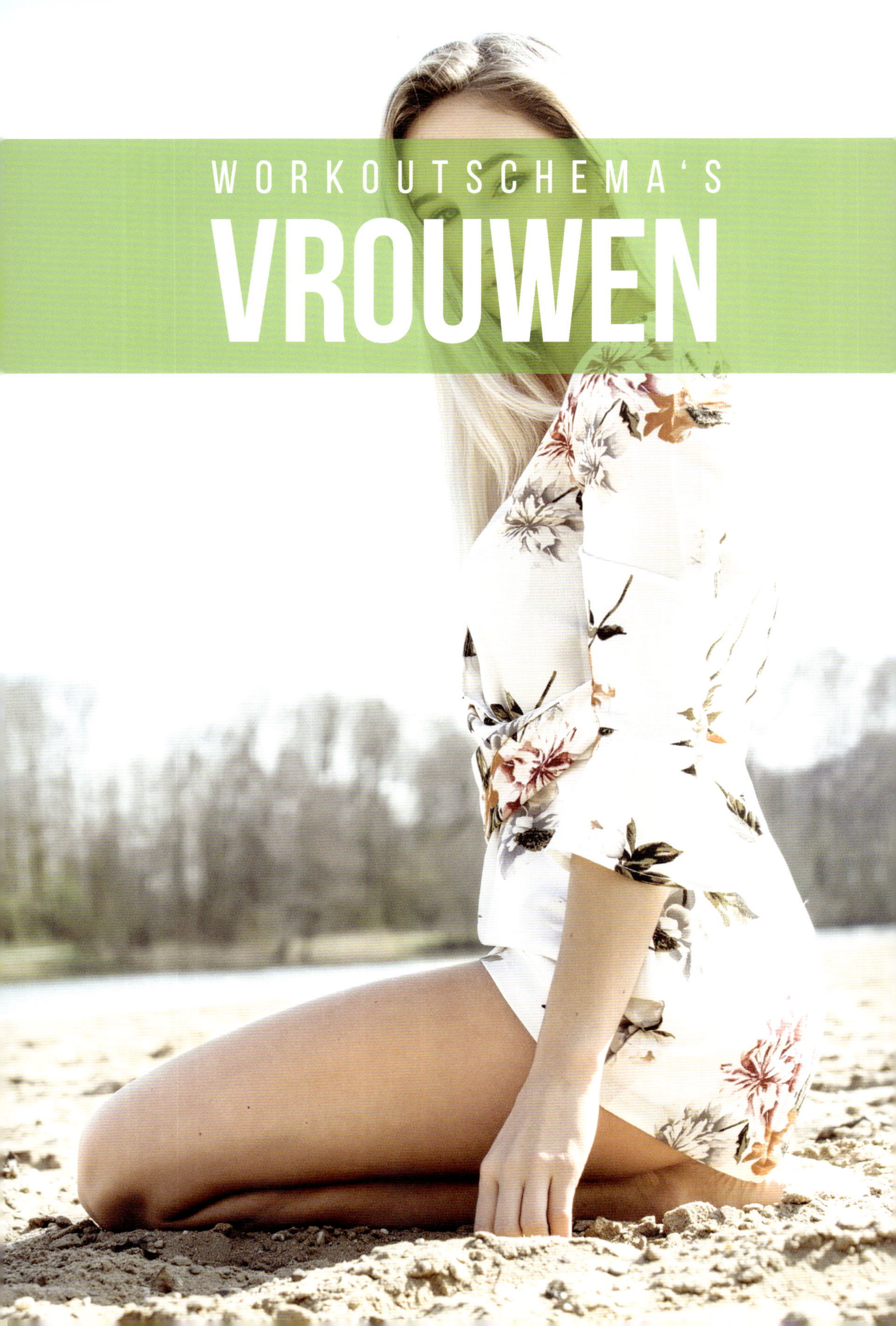
WORKOUTSCHEMA'S
VROUWEN

WORKOUT ROUTINE VROUW 3X PER WEEK	
Maandag (dag 1)	Full body A
Dinsdag	rustdag
Woensdag (dag 2)	Full body B
Donderdag	rustdag
Vrijdag (dag 3)	Full body A
Zaterdag	rustdag
Zondag	rustdag
Maandag	Herhaal Full body B

FULL BODY A	Reps	Sets	Rust (min)
Squat	5	5	2 - 3
Deadlift	3 - 5	2	2 - 3
Hip thrust	6 - 8	3	2 - 3
Overhead press	5	4	2 - 3
Lat pulldown	6 - 8	4	2 - 3
Bench press	3 - 5	4	2 - 3
Barbell curl	6 - 8	3	1 - 2
Triceps pushdown	6 - 8	3	1 - 2
Cable crunch	10 - 12	5	1 - 1,5

FULL BODY B	Reps	Sets	Rust (min)
Squat	10	4	1,5 - 2
Stiff legged deadlift	10	3	1,5 - 2
Reverse lunges	6 - 8	3	1,5 - 2
Seated overhead dumbbell press	5	3	1,5 - 2
Side raises	6 - 8	2	1,5 - 2
Dumbbell row	3 - 5	4	1,5 - 2
Incline dumbbell press	6 - 8	4	1,5 - 2
Dumbbell skull crusher	6 - 8	3	1 - 2
Hammer Curl	10 - 12	3	1 - 2
Leg raises	10 - 15	5	1 - 1,5

WORKOUT ROUTINE VROUW 4X PER WEEK	
Maandag (dag 1)	Onderlichaam
Dinsdag (dag 2)	Bovenlichaam
Woensdag	rustdag
Donderdag (dag 3)	Onderlichaam
Vrijdag (dag 4)	Bovenlichaam
Zaterdag	rustdag
Zondag	rustdag

ONDERLICHAAM dag 1	**Reps**	**Sets**	**Rust** (min)
Hip thrust	5	4	2
Squat	5	3	2
Stiff legged deadlift	6 - 8	4	2
Reverse lunges	6 - 8	3	2
Standing calf raises	8	4	1 - 2
Weighted knee raises	15 - 20	4	1 - 2
Woodchopper (met kabel)	15 - 20	4	1 - 2

BOVENLICHAAM **dag 2**	**Reps**	**Sets**	**Rust (min)**
Lat pulldown	6 - 8	4	2
Cable row	6 - 8	3	2
Bench press	6 - 8	3	2
Overhead press	6 - 8	3	2
Cable side raises	8	3	1,5 - 2
Dumbbell skull crusher	8	4	1,5 - 2
Incline dumbbell curl	8	4	1,5 - 2

ONDERLICHAAM **dag 3**	**Reps**	**Sets**	**Rust (min)**
Squat	8 - 10	4	1 - 2
Stiff legged deadlift	10 - 12	3	1 -2
Bulgarian split squat	10 -12	3	1 - 2
Glute-ham raises	12	3	1-2
Cable pull-trough	15	3	1 -2
Seated calf raises	20 - 30	4	1 - 2
Leg raises	10 - 15	4	1 - 2
Machine crunch	10 - 15	4	1 -2

BOVENLICHAAM dag 4	**Reps**	**Sets**	**Rust (min)**
Dumbbell row	12	4	1 - 2
Reverse grip pulldown	12	3	1 - 2
Flat dumbbell press	12	4	1 - 2
Seated shoulder press	12	3	1 - 2
Seated side raises	12	3	1 - 2
Reverse dumbbell flyes	12	3	1 - 2
French press (barbell of dumbbell)	12	4	1 - 2
Reverse cable curl	12	4	1,5 - 2

10 RESULTATEN MYSL

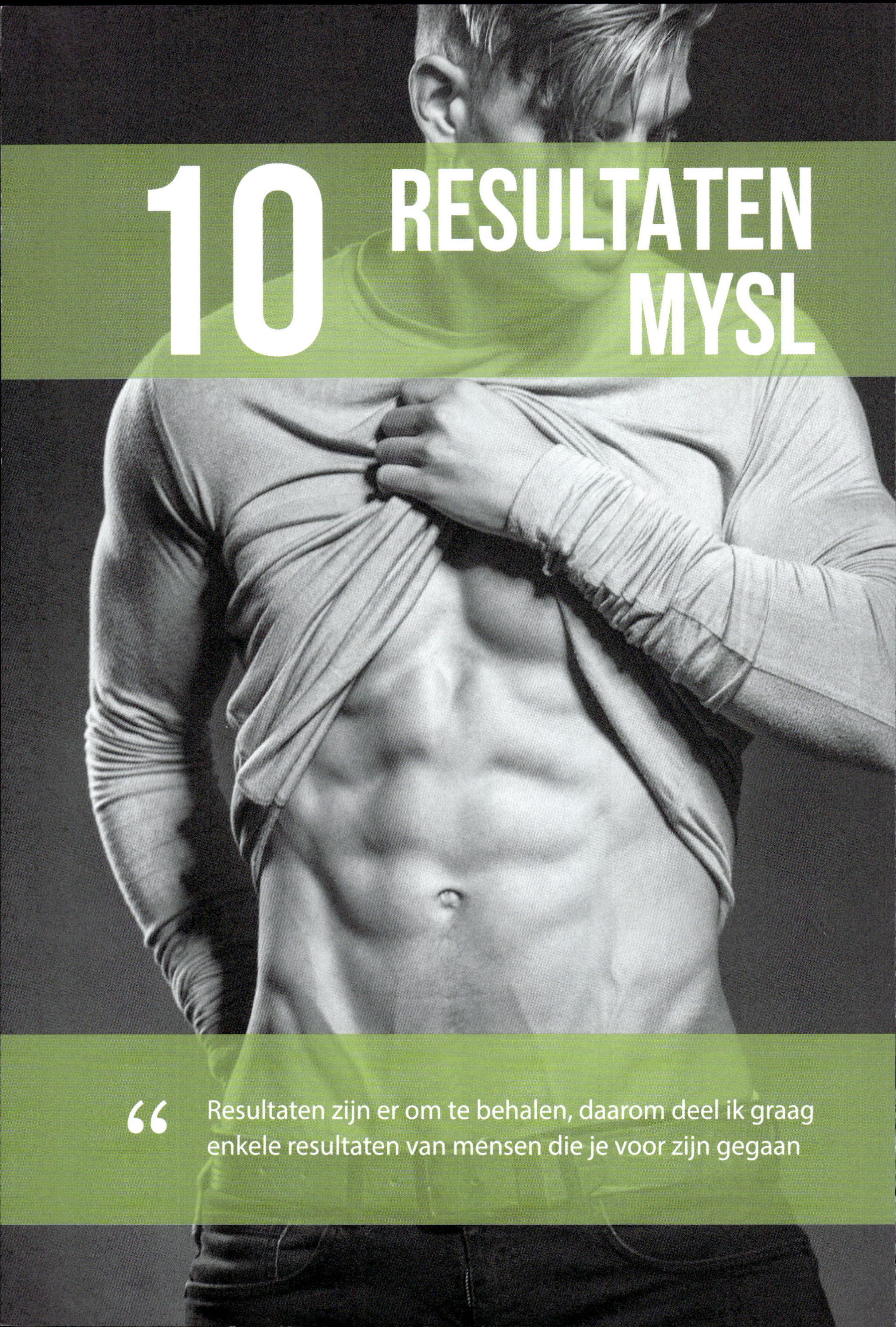

“ Resultaten zijn er om te behalen, daarom deel ik graag enkele resultaten van mensen die je voor zijn gegaan

Er zijn al veel mensen die ik heb overtuigd van My Shredded Lifestyle. De afbeeldingen die ik gestuurd krijg van over de hele wereld, geven mij voldoening. Mensen delen graag hun resultaten met My Shredded Lifestyle. In dit hoofdstuk laat ik je enkele afbeeldingen zien van mensen die hun resultaten met My Shredded Lifestyle met mij hebben gedeeld. Jij kunt je resultaten ook delen door je afbeelding(en) naar mij te sturen via sociale media of door de hashtag #MYSL te gebruiken.

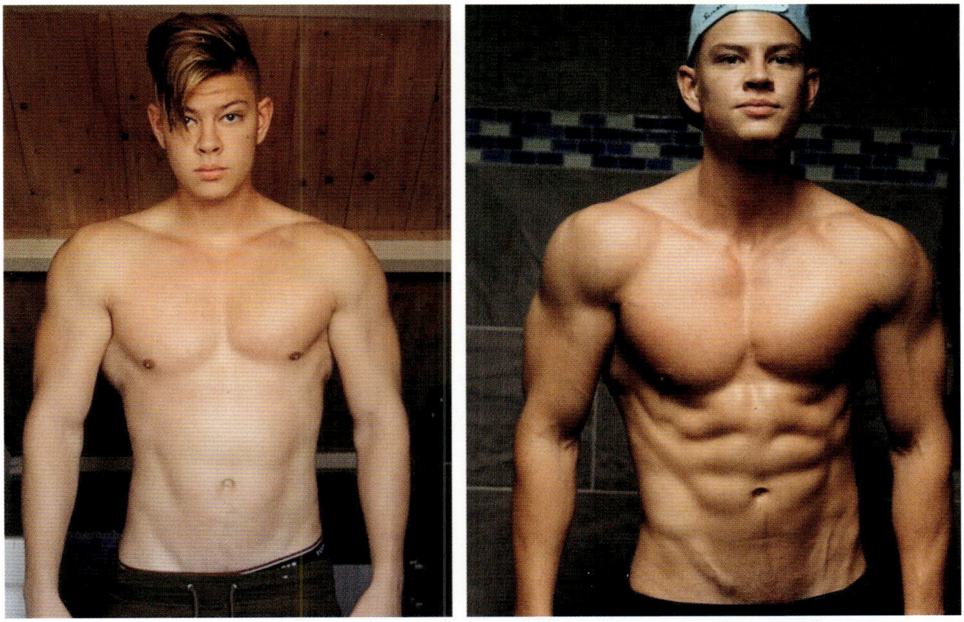

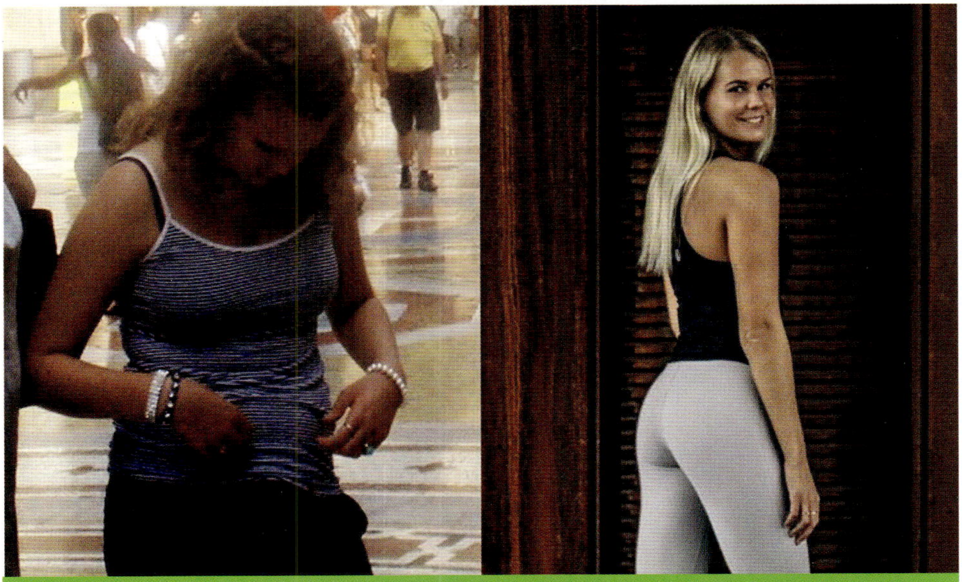

Lotte Leek, Tilburg (Nederland)

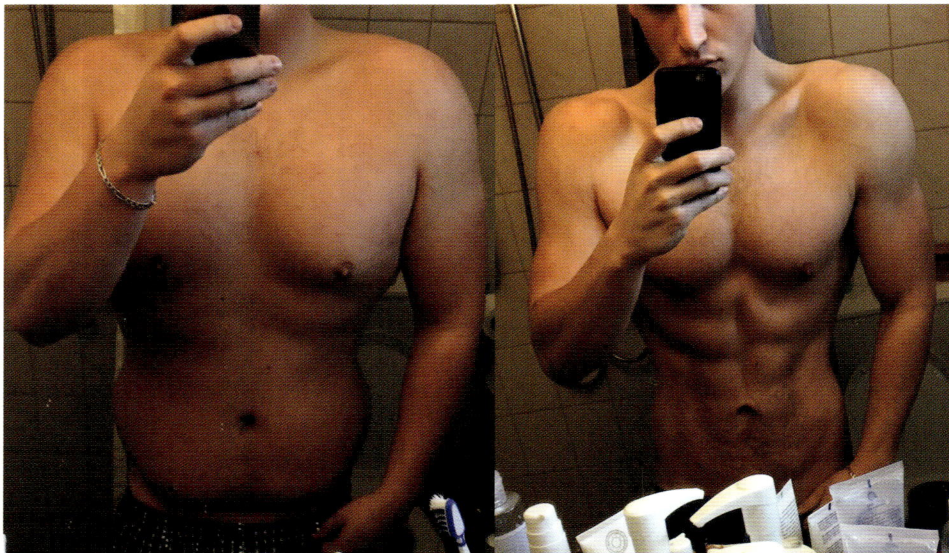

Dyo Morree, Weesp (Nederland)

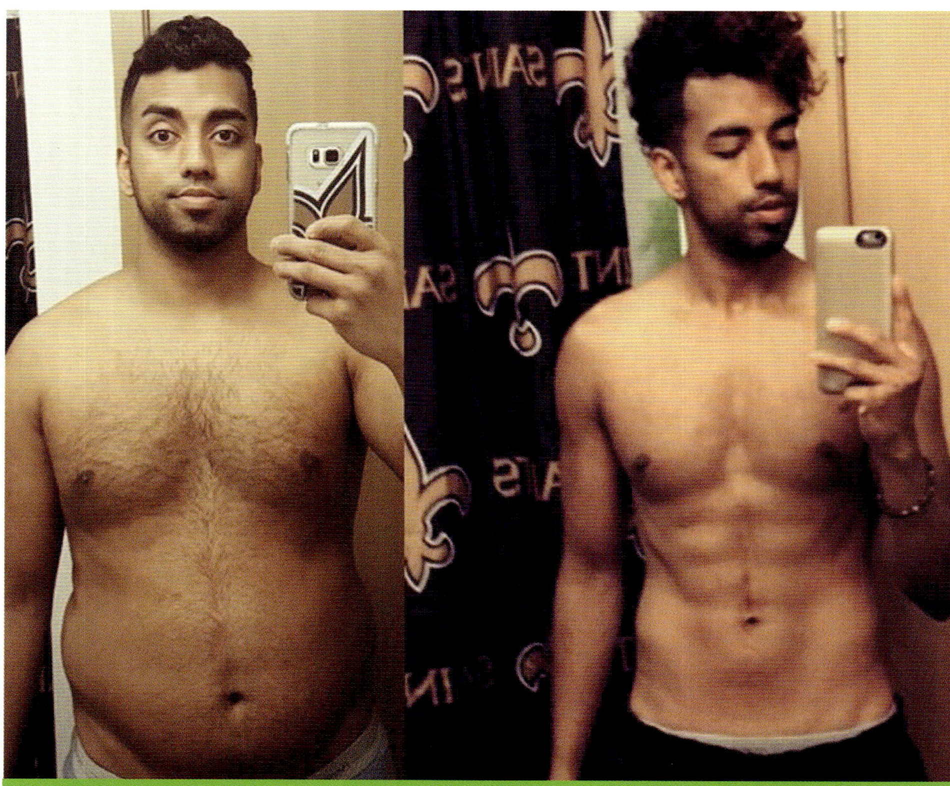

Amar Prasad, Lynnwood (Verenigde Staten)

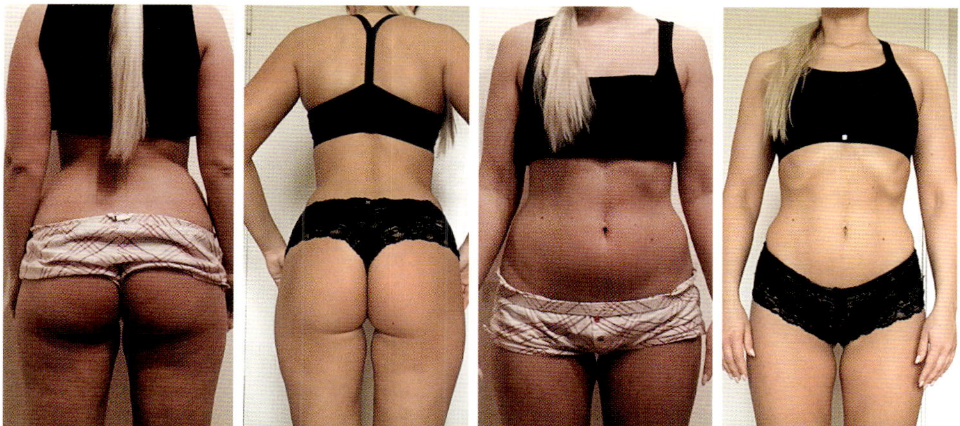

Karin Larven, Tallin (Estland)

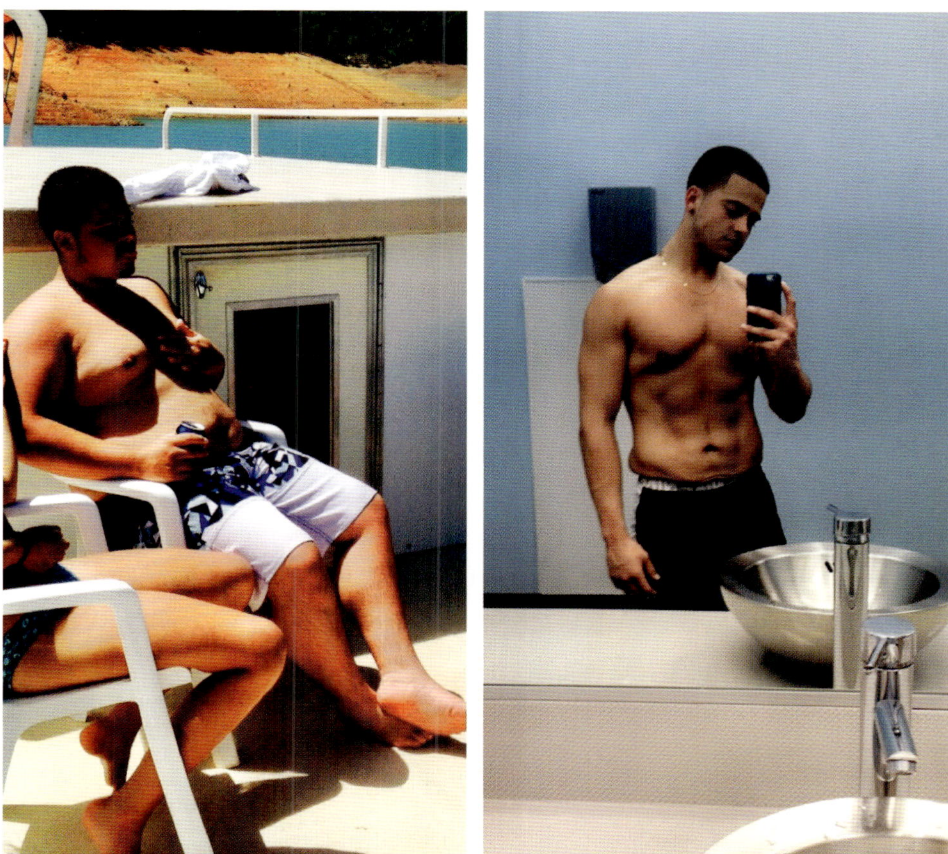

Jonathon Marquez, Oregon (Verenigde Staten)

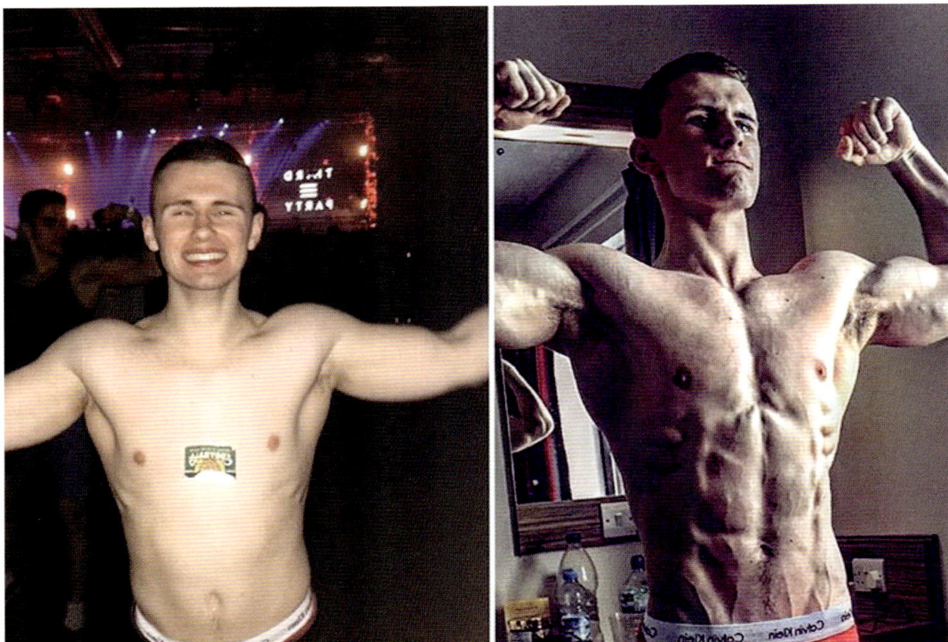

Sam Warren, Glasgow (Verenigd Koninkrijk)

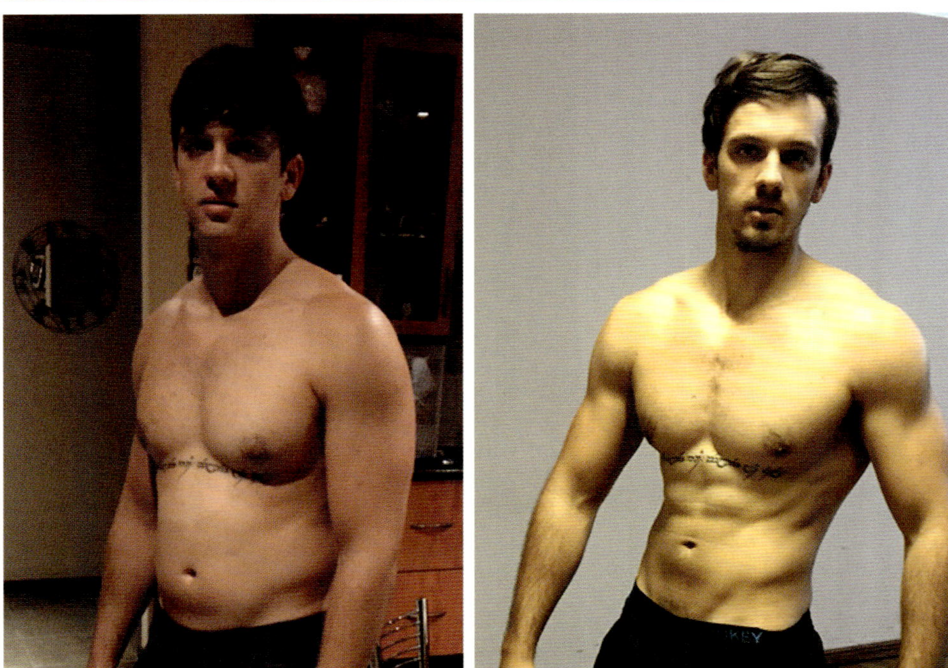

David Giddings, Pretoria (Zuid-Afrika)

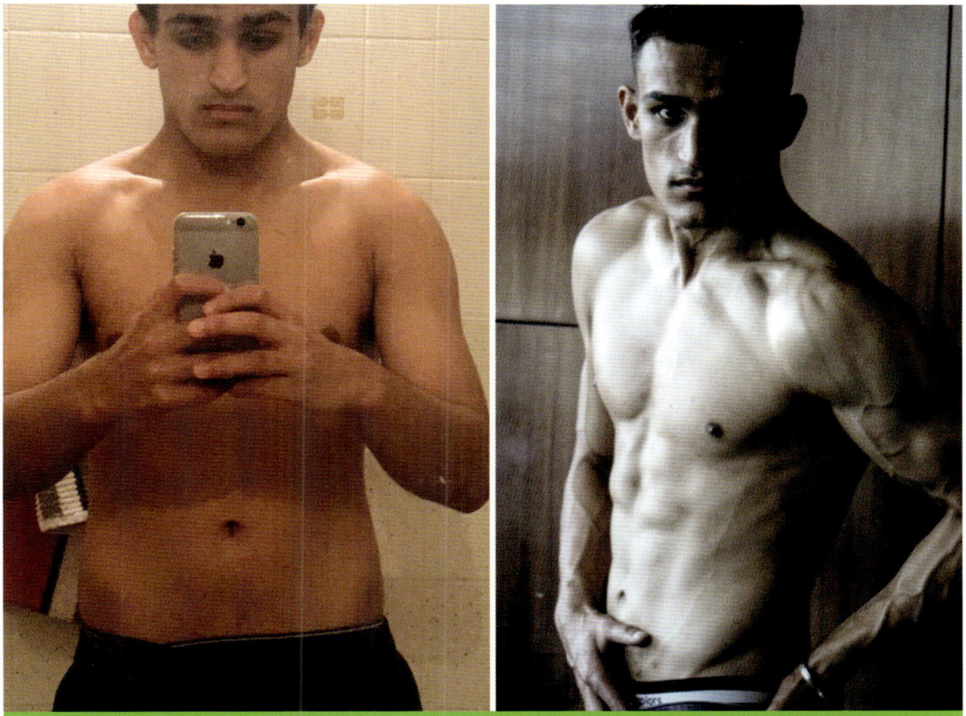

Aman Grewal, Kent (Verenigd Koninkrijk)

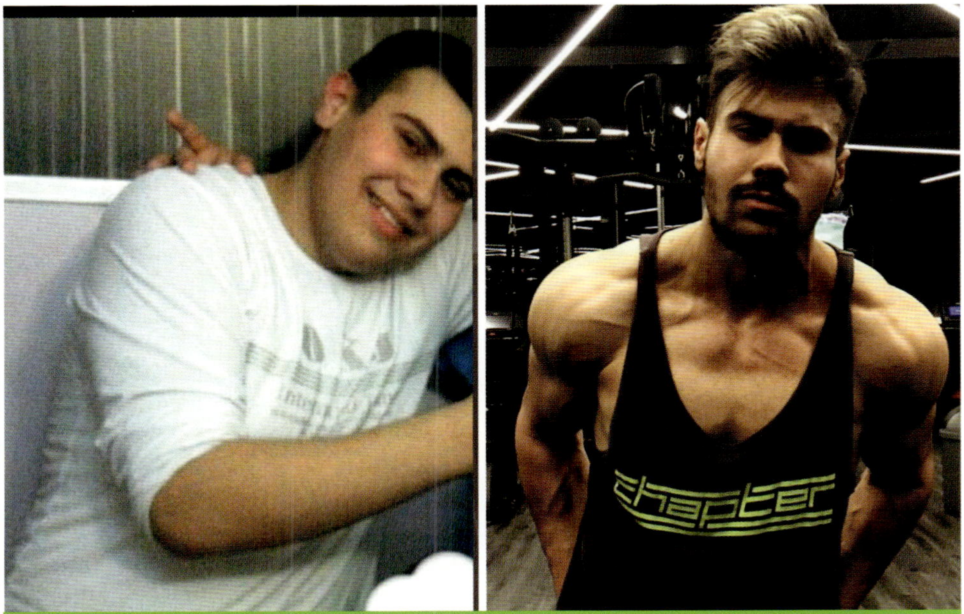

Andrei Rădulescu , Boekarest (Roemenië)

11 EN NU AAN DE SLAG!

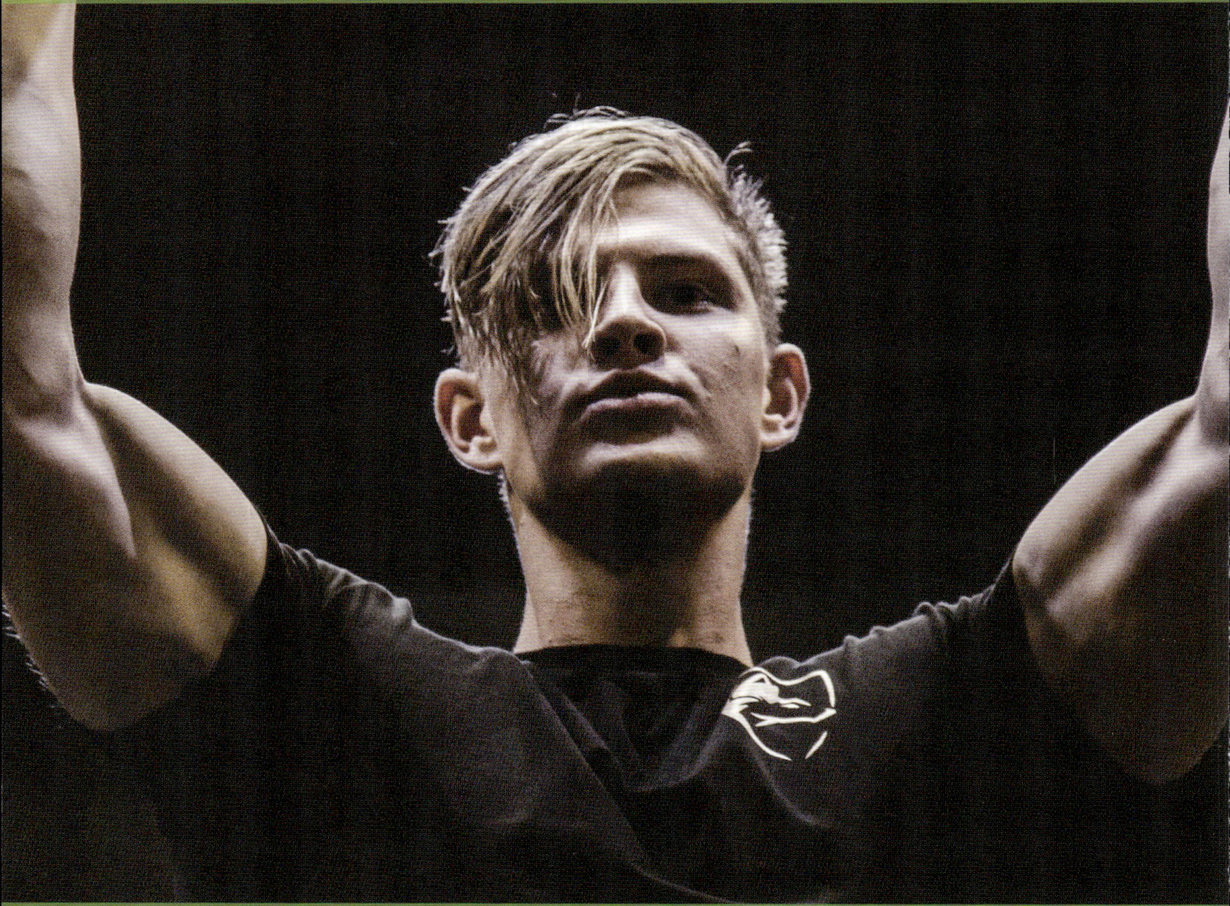

“Er bestaat geen geschikt moment om ergens mee te beginnen. Uitstellen helpt dus niet!

We zijn eindelijk zo ver. Ik hoop dat ik je van voldoende informatie heb kunnen voorzien om zelf aan de slag te gaan met My Shredded Lifestyle. Ik heb je inzicht gegeven in de achterliggende gedachte en ik heb je uitgelegd hoe je deze levensstijl in de praktijk kunt toepassen. Ik adviseer je om deze levensstijl toe te passen, zoals ik dit heb beschreven in dit boek. Probeer binnen deze levensstijl je eigen weg te bepalen en kijk wat het beste bij jouw past. De levensstijl is namelijk samengesteld om resultaat te behalen, maar ook om hem vol te kunnen houden op de lange termijn. Het is daarom belangrijk dat je kijkt dat je je kunt vinden binnen deze levensstijl.

Ik adviseer je om het stappenplan uit hoofdstuk 7 nogmaals goed te bestuderen, volledig uit te werken en hiermee aan de slag te gaan. Stel het niet uit om met deze levensstijl te starten, maar begin gewoon nu. Er bestaat geen geschikt moment om ergens aan te beginnen. Uitstellen helpt dus niet!

Verder wil ik je vragen om jouw resultaten bij te houden en dit te delen met alle andere My Shredded Lifestylers. Op deze manier motiveer je elkaar, maar kun je ook jouw resultaten tonen. Dit geeft je gegarandeerd veel voldoening en motivatie. Gebruik regelmatig #MYSL om aan te tonen dat je deel uitmaakt van de My Shredded Lifestyle community. Mocht je naar aanleiding van dit boek toch nog vragen hebben, dan kun je deze stellen in de besloten Facebookgroep van dit boek of via de website ***www.myshreddedlifestyle.com.***

Ik wil nogmaals benadrukken dat ik mij zeer trots en vereerd voel dat ik 'mijn' levensstijl met jou heb kunnen delen. Bedankt voor het lezen van dit boek en ik ben ervan overtuigd dat jij nu aan de slag kunt gaan met je eigen Shredded Lifestyle!

ALLE TOOLS OP EEN RIJTJE

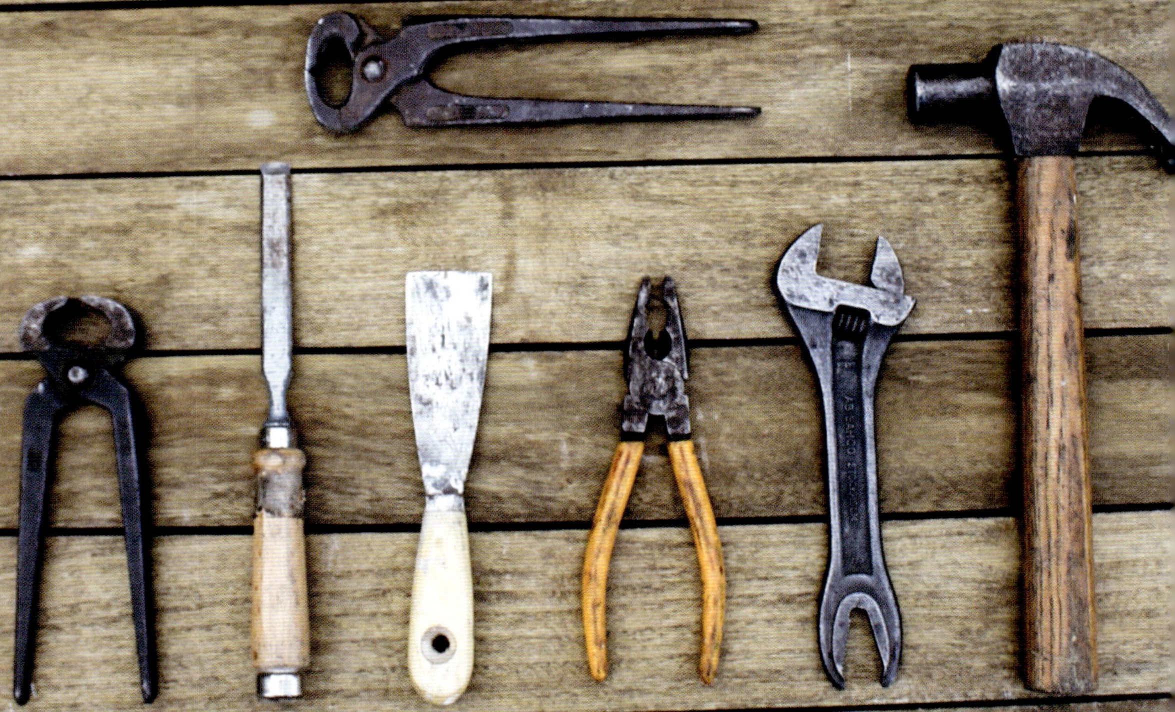

"Ik help je graag, dus ook met het eenvoudig terugvinden van alle tools voor My Shredded Lifestyle

Bij dit boek horen enkele tools die nodig zijn bij het starten met My Shredded Lifestyle. Deze tools kun je als lezer gratis gebruiken op de website van dit boek. Om toegang te krijgen tot deze tools dien je (indien je dit nog niet gedaan hebt) een account aan te maken. Met dit account wordt je onderdeel van de My Shredded Lifestyle community.

Om toegang te krijgen tot alle tools, ga je naar:

www.myshreddedlifestyle.com/tools

Na het aanmaken van een account of het inloggen, krijg je automatisch een overzicht te zien met alle tools.

OVER MERIJN SCHOEBER

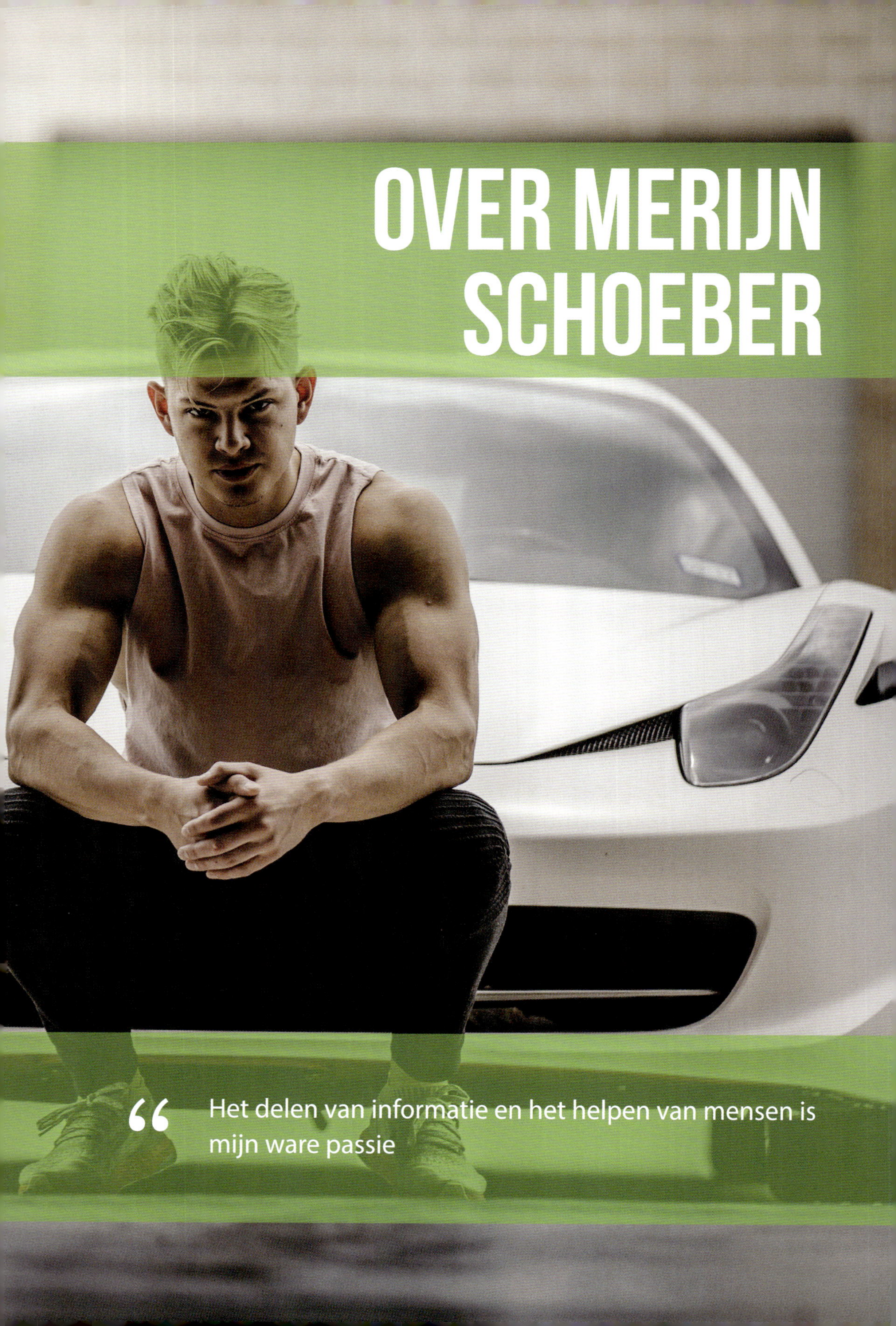

“ Het delen van informatie en het helpen van mensen is mijn ware passie

In dit hoofdstuk geef ik een korte impressie van wie ik ben en waar ik voor sta. Ik ben een selfmade ondernemer met een passie voor fitness, voeding en deze levensstijl. Velen kennen mij van mijn YouTubekanaal en wereldwijd online coaching platform 'Student Aesthetics'. Ik geloof erin dat iedere persoon het lichaam van zijn dromen kan bereiken. Door het bieden van informatie die uitvoerbaar en wetenschappelijk aantoonbaar is, probeer ik zoveel mogelijk mensen hiermee te helpen. Ik ben niet enkel geïnteresseerd in hoe je vet kunt verliezen of hoe je spiermassa kunt aankomen, maar ik wil mensen ook inspireren en helpen bij het behalen van hun dromen.

Tijdens mijn studie ben ik erachter gekomen dat mijn ambities bij fitness en voeding liggen. Deze ambities waren voor mij belangrijker dan het behalen van een schooldiploma. Ik heb dan ook besloten om gedurende mijn studie te stoppen met studeren en mij volledig te focussen op 'Student Aesthetics'. Dit geeft mij veel meer voldoening en het heeft bijgedragen tot waar ik nu sta.

Ik ben niet geboren als een fitnessliefhebber of een atleet. Geloof het of niet, maar ik was verslaafd aan het spelen van videogames. Ik gaf niets om wat ik at en ik was een grote fan van chips, fastfood en ijs.

Toch heb ik de stap genomen om te beginnen met fitnessen, maar al snel kwam ik erachter dat ik niet snel spiermassa opbouwde. Daarna ben ik gestart met gezonder eten, maar nog steeds lukte het mij niet om spieren te kweken. Ook na het lezen van honderden artikelen en magazines, het kopen van supplementen en het volgen van bepaalde schema's, lukte het mij na 2 jaar nog steeds niet om de gewenste spiermassa op te bouwen.

Eerst spiegelde ik mij veel aan fitnessmodellen, maar al snel kwam ik erachter dat deze modellen steroïden gebruikten. Ik heb mij als doel gesteld om als 'natural' mijn droomlichaam te bereiken. Door deze motivatie ben ik mijn eigen levensstijl gaan ontwikkelen, die ook in dit boek is beschreven. Deze levensstijl heb ik My Shredded Lifestyle genoemd. Alles wat ik doe, doe ik op een gezonde en doordachte manier. Deze levensstijl is het resultaat van 6 jaar onderzoek, vallen en opstaan en het opdoen van ervaring met cliënten. Mijn grootste doel is om de wereld te laten zien hoe fitness een positieve impact kan hebben op jouw leven en mindset.

Zowel met dit boek als met mijn YouTubekanaal wil ik iedereen helpen om hetzelfde als mij te kunnen bereiken. Informatie delen met anderen en anderen helpen met het behalen van bepaalde dromen, doe ik met een passie. Ondertussen kan ik met trots zeggen dat ik duizenden mensen over de hele wereld heb geholpen met het bereiken van hun fitnessdoelen en heb bijgedragen een positieve verandering in hun leven. Ik hoop dat ik een inspiratiebron mag zijn voor velen.

Groetjes Merijn

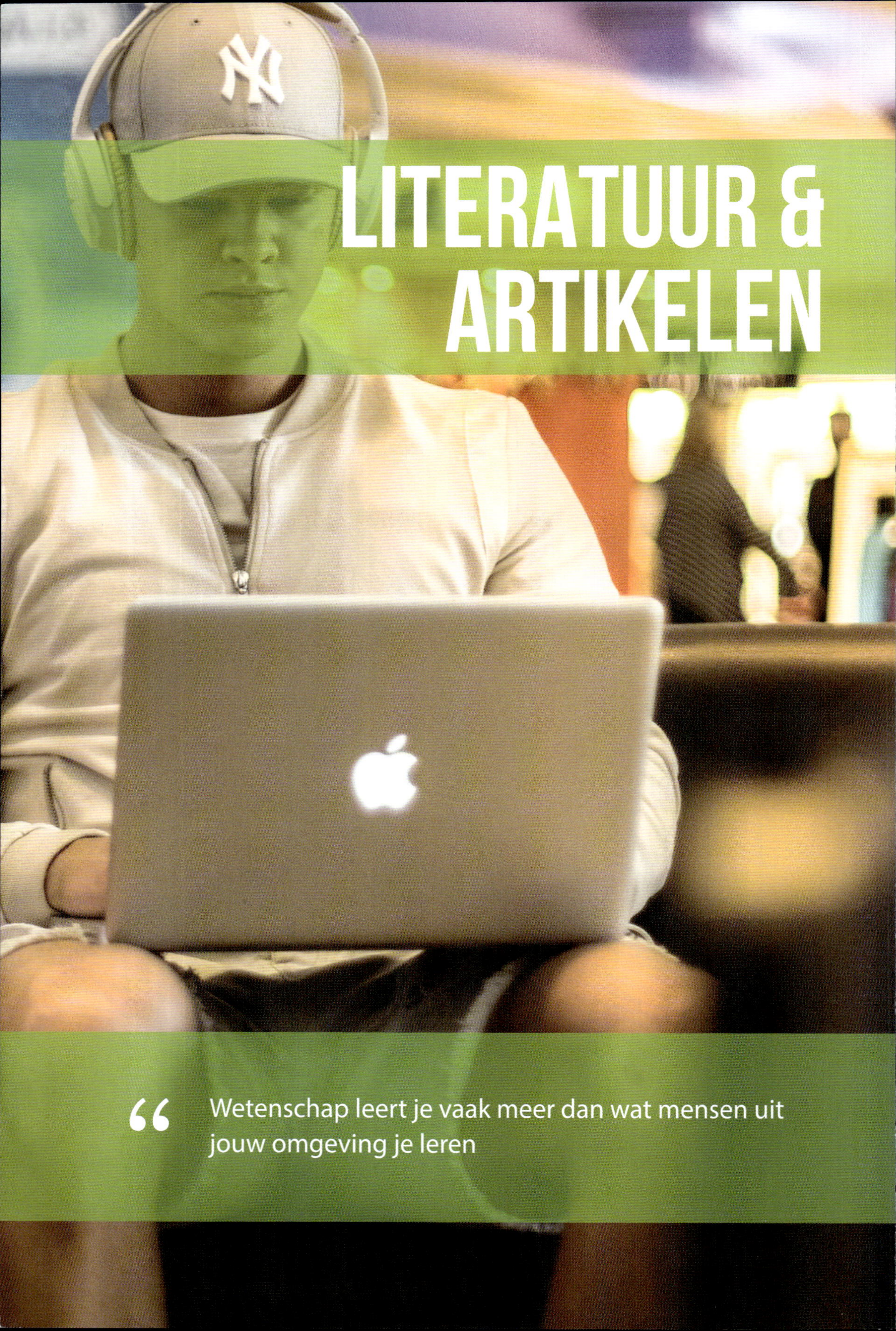
LITERATUUR &
ARTIKELEN
“
Wetenschap leert je vaak meer dan wat mensen uit jouw omgeving je leren

Chaouachi, A., Leiper, J. B., Souissi, N., Coutts, A. J., & Chamari, K., ***Effects of Ramadan Intermittent Fasting on Sports Performance and Training: A Review.*** International Journal of Sports Physiology and Performance, 4 (4), 2009, pp. 419–434.

De Bock, K., Derave, W., Eijnde, B.O., Hesselink, M.K., Koninckx, E., Rose, A. J., Schrauwen, P., Bonen, A., Richter, E.A., & Hespel, P., ***Effect of Training in the Fasted State on Metabolic Responses during Exercise with Carbohydrate Intake.*** Journal of Applied Physiology, 104, 2008, pp. 1045–1055.

Dirks, A. J., & Leeuwenburgh, C., ***Caloric Restriction in Humans: Potential Pitfalls and Health Concerns.*** Mechanisms of Ageing and Development, 127 (1), 2006, pp. 1-7.

Febbraio, M. A., Chiu, A., Angus, D. J., Arkinstall, M. J., & Hawley, J. A., ***Effects of Carbohydrate Ingestion before and during Exercise on Glucose Kinetics and Performance.*** Journal of Applied Physiology, 89 (6), 2000, p.p 2220–2226.

Ganley, R. M., ***Emotion and Eating in Obesity: A Review of the Literature.*** International Journal of Eating Disorders, 8 (3), 1989, pp. 343–361.

Halberg, N., Henriksen, M., Soderhamn, N., Stallknecht, B., Ploug, T., Schjerling, P., & Dela, F., ***Effect of Intermittent Fasting and Refeeding on Insulin Action in Healthy Men***. Journal of Applied Physiology, 99, 2005, pp. 2128–2136.

Harvie, M. N., Pegington, M., Mattson, M. P., Frystyk, J.,Dillon, B., Evans, G., Cuzick, J. et al., ***The Effects of Intermittent or Continuous Energy Restriction on Weight Loss and Metabolic Disease Risk Markers: A Randomized Trial in Young Overweight Women.*** International Journal of Obesity, 35 (5), 2011), pp. 714–727.

Hawks, S. R., & Gast, J., ***Weight Loss Management: A Path Lit Darkly.*** Health Education & Behavior, 25 (3), 1998, pp. 371–382.

Heilbronn, L. K., Civitarese, A. E., Bogacka, I., Smith, S. R., Hulver, M., & Ravussin, E., ***Glucose Tolerance and Skeletal Muscle Gene Expression in Response to Alternate Day Fasting.*** Obesity Research, 13 (3), 2005, p.p. 574–581.

Heilbronn, L. K., Smith, S. R., Martin, C. K., Anton, S. D., & Ravussin, E., ***Alternate-Day Fasting in Nonobese Subjects: Effects on Body Weight, Body Composition, and Energy Metabolism.*** The American Journal of Clinical Nutrition 81 (1), 2005, pp. 69–73.

Febbraio, M. A., Chiu, A., Angus, A. J., Arkinstall, M. J., & Hawley, J. A., ***Effects of Carbohydrate Ingestion before and during Exercise on Glucose Kinetics and Performance.*** Journal of Applied Physiology, 89 (6), 2000, pp. 2220–2226.

Ganley, R. M., ***Emotion and Eating in Obesity: A Review of the Literature.*** International Journal of Eating Disorders 8 (3), 1989, pp. 343–361.

Gavrieli, A., Karfopoulou, E., Kardatou, E., Spyreli, E., Fragopoulou, E., Mantzoros, C. S., & Yannakoulia, M., ***Effect of different amounts of coffee on dietary intake and appetite of normal-weight and overweight/obese individuals.*** Obesity, 21, 2013, pp. 1127–1132.

Halberg, N., Henriksen, M., Soderhamn, N., Stallknecht, B., Ploug, T., Schjerling, P., & Dela, F., ***Effect of Intermittent Fasting and Refeeding on Insulin Action in Healthy Men.*** Journal of Applied Physiology 99, 2005, pp. 2128–2136.

Harvie, M. N., Pegington, M., Mattson, M. P., Frystyk, J., Dillon, B., Evans, G., Cuzick, J. et al., ***The Effects of Intermittent or Continuous Energy Restriction on Weight Loss and Metabolic Disease Risk Markers: A Randomized Trial in Young Overweight Women.*** International Journal of Obesity, 35 (5), 2011, pp. 714–727.

Hawks, S. R., & Gast, J., ***Weight Loss Management: A Path Lit Darkly.*** Health Education & Behavior, 25 (3), 1998, pp. 371–382.

Heilbronn, L. K., Civitarese, A. E., Bogacka, I., Smith, S. R., Hulver, M., & Ravussin, E., ***Glucose Tolerance and Skeletal Muscle Gene Expression in Response to Alternate Day Fasting.*** Obesity Research, 13 (3), 2005, pp. 574–581.

Heilbronn, L. K., Smith, S. R., Martin, C. K., Anton, S. D., & Ravussin, E., ***Alternate-Day Fasting in Nonobese Subjects: Effects on Body Weight, Body Composition, and Energy Metabolism.*** The American Journal of Clinical Nutrition, 81 (1), 2005, pp. 69–73.

Johnson, S., & Leck, K., ***The Effects of Dietary Fasting on Physical Balance among Healthy Young Women.*** Nutrition Journal, 9, 2010, pp. 18.

Johnstone, A. M., ***Fasting - The Ultimate Diet?*** Obesity Reviews, 8 (3), 2007, pp. 211–222.

Jørgensen, J. O., Vahl, N., Dall, R., & Christiansen, J. S., ***Resting metabolic rate in healthy adults: relation to growth hormone status and leptin levels.*** Metabolism, 47 (9), 1998, pp. 1134-1139.

Klok, M. D., Jakobsdottir, S., & Drent, M. L., ***The role of leptin and ghrelin in the regulation of food intake and body weight in humans: a review.*** Obesity Reviews, 8 (1), 2007, pp. 21-34.

Lemon, P. W., & Mullin, J. P., ***Effect of Initial Muscle Glycogen Levels on Protein Catabolism during Exercise.*** Journal of Applied Physiology, 48 (4), 1980, pp. 624–629.

Longo, V. D., & Mattson, M. P., ***Fasting: Molecular Mechanisms and Clinical Applications.*** Cell Metabolism, 19 (2), 2014, pp. 181–192.

Loy, S. F., Conlee, R. K., Winder, W. W., Nelson, A. G., Arnall, D. A., & Fisher, A.G., ***Effects of 24-Hour at Two Different Fast on Cycling Endurance Time Intensities.*** Journal of Applied Physiology, 61 (2), 1986, pp. 654–659.

Perry, C. G. R., Heigenhauser, G. J. F., Bonen, A., & Spriet, L. L., ***High-intensity aerobic interval training increases fat and carbohydrate metabolic capacities in human skeletal muscle.*** Applied Physiology, Nutrition, and Metabolism, 33 (6), 2008, pp.1112-1123.

Romon, M., Lebel, P., Velly, C., Marecaux, N., Fruchart, J. C., & Dallongeville, J., ***Leptin response to carbohydrate or fat meal and association with subsequent satiety and energy intake.*** American Journal of Physiology-Endocrinology And Metabolism, 277 (5), 1999, pp. 855-861.

Schabort, E. J., Bosch, A. N., Weltan, S. M., & Noakes, T. D., T***he Effect of a Preexercise Meal on Time to Fatigue during Prolonged Cycling Exercise.*** Medicine and Science in Sports and Exercise, 31 (3), 1999, pp. 464–471.

Schoenfeld, B., ***Does Cardio after an Overnight Fast Maximize Fat Loss?*** Strength and Conditioning Journal, 33 (1), 2011, pp. 23–25.

Soeters, M. R., Lammers, N. M., Dubbelhuis, P. F., Ackermans, T., Jonkers-Schuitema, C. F., Fliers, E., Sauerwein, H. P., Aerts, J. M., & Serlie, M. J., ***Intermittent Fasting Does Not Affect Whole-Body Glucose, Lipid, or Protein Metabolism.*** American Journal of Clinical Nutrition 2009 (90), 2009, pp. 1244–1251.

Stote, K. S., Baer, D. J., Spears, K., Paul, D. R., Harris, G. K., Rumpler, W. V., Strycula, P. et al. ***A Controlled Trial of Reduced Meal Frequency without Caloric Restriction in Healthy, Normal-Weight, Middle-Aged Adults.*** The American Journal of Clinical Nutrition, 85 (4), 2007, pp. 981–988.

Varady, K. A., ***Intermittent versus Daily Calorie Restriction: Which Diet Regimen Is More Effective for Weight Loss?*** Obesity Reviews, 12 (7), 2011, pp. 593–601.

Varady, K. A., Bhutani, S., Church, E. C., & Klempel, m. C., ***Short-Term Modified Alternate-Day Fasting: A Novel Dietary Strategy for Weight Loss and Cardioprotection in Obese Adults.*** American Journal of Clinical Nutrition, 90, 2009, pp. 1138–1143.

Varnier, M., Sarto, P., Martines, D., Lora, L., Carmignoto, F., Leese, G. P., & Naccarato, R., ***Effect of Infusing Branched-Chain Amino Acid during Incremental Exercise with Reduced Muscle Glycogen Content.*** European Journal of Applied Physiology, 69 (1), 1994, pp. 26–31.

Weigle, D. S., Duell, P. B., Connor, W. E., Steiner, R. A., Soules, M. R., & Kuijper, J. L., ***Effect of Fasting, Refeeding, and Dietary Fat Restriction on Plasma Leptin Levels***. The Journal of Clinical Endocrinology & Metabolism, 82 (2), 1997, pp. 561-565.

Wing, R. R., Marcus, M. D., Blair, E. H., & Burton, L. R., ***Psychological Responses of Obese Type II Diabetic Subjects to Very-Low-Calorie Diet.*** Diabetes Care, 14 (7), 1991, pp. 596–599.

Zwetsloot, K. A., John, C. S., Lawrence, M. M., Battista, R. A., Shanely, R. A., ***High-intensity interval training induces a modest systemic inflammatory respons in active, young men.*** Journal of Inflammation Research, 7 (1), 2014, pp. 9-16